消化系统肿瘤防治 200 问

主　　编　姚礼庆　周平红　钟芸诗

副 主 编　张　杰　齐志鹏

媒体主编　张　逸　顾小越

支持单位　上海消化内镜诊疗工程技术研究中心

　　　　　上海市内镜微创协同创新中心

　　　　　上海市"重中之重"内镜临床研究中心

　　　　　复旦大学消化内镜诊疗研究所

复旦大學 出版社

图书在版编目(CIP)数据

消化系统肿瘤防治200问/姚礼庆,周平红,钟芸诗
主编.--上海:复旦大学出版社,2025.4.--ISBN
978-7-309-17940-8

Ⅰ.R735-44

中国国家版本馆CIP数据核字第20258P3L23号

消化系统肿瘤防治200问

姚礼庆　周平红　钟芸诗　主编

责任编辑/贺　琦

复旦大学出版社有限公司出版发行

上海市国权路579号　邮编:200433

网址:fupnet@fudanpress.com　http://www.fudanpress.com
门市零售:86-21-65102580　　团体订购:86-21-65104505
出版部电话:86-21-65642845

上海丽佳制版印刷有限公司

开本890毫米×1240毫米　1/32　印张10.375　字数242千字
2025年4月第1版
2025年4月第1版第1次印刷

ISBN 978-7-309-17940-8/R·2165
定价:110.00元

编写人员

(按姓氏笔画排序)

马丽黎	马欣玥	王吉文	王单松	王俊杰	王 钰
王海星	王萌蕾	王 萍	王越琦	王蓓丽	王韶英
王 燕	孔 辉	石 虹	卢韶华	田建利	付佩尧
仝绍鹏	冯 珍	巩子君	成 婧	吕 洋	吕振涛
吕益达	吕 鹏	朱泱蓓	朱 亮	朱 娜	任 重
任 磊	刘立恒	刘亚岚	刘厚宝	刘祖强	刘晓文
刘靖正	刘歆阳	齐志鹏	许佳祺	许剑民	孙益红
孙祥飞	杜 玲	杨 春	杨 斌	杨 静	李 平
李全林	李 冰	李秀梅	李晨露	李 敏	吴云芳
吴庆红	吴杏榆	吴建辉	吴 悦	吴 瑕	时 强
何 杰	何梦江	余金玲	谷 硕	汪 洋	沈坤堂
沈英皓	沈 盛	沈 彪	张小亮	张丹枫	张龙龙
张召潮	张 杰	张 欣	张欣怡	张轶群	张爱伦
张家洧	张 瑜	张 磊	张 震	张 鑫	陆品相
陆维祺	陈天音	陈世耀	陈百胜	陈进忠	陈伶俐
陈金星	陈 涛	陈巍峰	林生力	林鸿霞	尚果果
罗荣奎	金 飞	周文涛	周平红	周 俭	周恺乾
周 影	孟庆洋	赵 慧	荆佳晨	胡健卫	胡 皓
钟芸诗	姜 飞	姜杰灵	姜 琦	洪 静	姚礼庆
姚伊娜	姚家美	贺东黎	秦文政	袁 伟	侯英勇
倪晓凌	徐世骥	徐 畅	徐佳依	徐美东	徐钰涵
徐 晨	高 华	郭 玮	郭 琦	郭 婧	唐 研
唐 楠	黄 河	黄态贵	黄 媛	龚煜达	崔俊华
章琼燕	梁晓萍	葛晓雯	蒋冬先	韩华中	韩 迎

锁　涛　　嵇贝纳　　程中华　　程亦榕　　童汉兴　　曾雅文
曾蒙苏　　蔡世伦　　蔡贤黎　　蔡明琰　　缪庚运　　潘亚芳
潘柏申　　潘海婷　　薛效强　　薛增福　　薄晓波　　戴婷婷

视频编辑　张　逸　　顾小越
插图绘制　连英奇

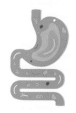

致　谢

姚礼庆 2023 年厦门市高层次卫生人才引进项目

2023 年上海市卫生健康委科研项目(202340178)

上海市卫生健康委卫生行业临床研究专项(202340178)

国家自然科学基金（82002515，82273025，82203460，82403010)

上海市青年科技英才扬帆计划(20YF1407200)

中国博士后科学基金（2020M681177，2022TQ0070，2022M710759,TQ0070,2022M710759)

上海市科学技术委员会项目(22JC1403003,22XD1402200)

专业与科普结合
为健康中国助力

贺《消化系统肝癌防治200问》出版

汤钊猷

二〇二三年
九十五岁

中国工程院院士汤钊猷题词

汤钊猷 国际著名肝癌研究学者,肝癌早诊早治奠基人。中国工程院医药卫生工程学部首批院士,美国和日本外科学会名誉会员。现任复旦大学肝癌研究所名誉所长、复旦大学附属中山医院肿瘤外科教授、博士生导师。曾任国际抗癌联盟理事、中国抗癌协会肝癌专业委员会主任委员、中华医学会副会长、原上海医科大学校长。

精研肿瘤
护佑消化

樊嘉
乙巳和许

中国科学院院士樊嘉题词

樊嘉 中国科学院院士。现任复旦大学附属中山医院名誉院长、上海市科学技术协会副主席、上海国际医学科创中心主任、复旦大学肝癌研究所所长、上海市肝病研究所所长、上海市肝脏肿瘤临床医学中心主任、复旦大学器官移植中心主任、复旦中山肿瘤防治中心主任、国家癌症中心肝癌质控专家委员会主任委员、中国医师协会外科医师分会会长等。

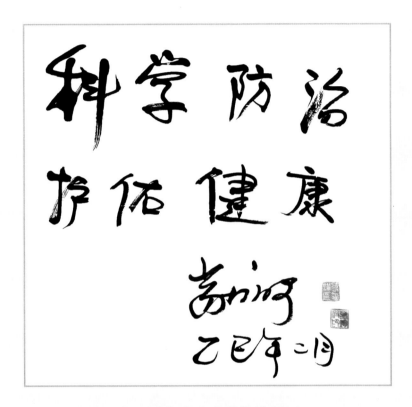

中国科学院院士葛均波题词

葛均波 中国科学院院士，国际著名心血管病专家。现任复旦大学附属中山医院心内科主任、国家放射与治疗临床医学研究中心主任、上海市心血管病研究所所长、上海市心血管临床医学中心主任、国家卫生健康委重点实验室主任、复旦大学生物医学研究院院长等。

肿瘤防治，与健康同行！

陈洪渊书

中国科学院院士陈洪渊题词

陈洪渊 中国科学院院士，在中国生命分析化学、电分析化学基础与应用多个前沿领域研究等方面做出了杰出贡献。现任生命分析化学国家重点实验室学术委员会荣誉主任，中国转化医学联盟副主席，国家药品监督管理局化学药品杂质谱重点实验室学术委员会主任，教育部科学技术委员会委员等。

查出一例早癌
挽救一條生命
幸福一家家人

賀消化系統腫瘤防治二百問正式出版
歲在乙巳春二月 楊永法書於上海永和堂

中国海派著名书法家杨永法题词

杨永法 中国书法家协会会员,上海书法家协会行书专业委员会副主任,上海书法家协会楷书专业委员会副主任,上海航天书法家协会主席,中国人民武装警察部队工程大学书画客座教授,上海永法文化创意产业发展基金会副理事长兼秘书长,中国经济体制改革研究会产业委员会书法传播课题组组长。

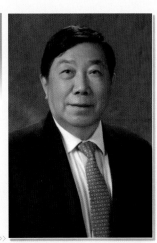

主编简介

　　姚礼庆，上海消化内镜工程技术研究中心创始人，复旦大学消化内镜研究所首任所长，复旦大学附属中山医院终身荣誉教授。享受国务院特殊津贴专家（2016年），国际知名消化内镜微创治疗领域开拓者，现任世界内镜医师协会（WEDA）理事长。曾任中华医学会消化内镜学分会外科学组主任委员、上海市消化内镜学会主任委员。

　　深耕临床诊疗与科研40余年，擅长胃肠道肿瘤早诊早治及内镜微创治疗，在国际上率先开展肠梗阻支架植入术、肠扭转内镜复位术及吻合器痔上黏膜环切术（PPH）等多项创新技术。主持国家重点研发计划等课题20余项，以第一作者/通讯作者发表医学论文130余篇，主编专著15部、科普书籍6部，发表科普文章100余篇。培养博士/硕士研究生21名。

　　荣获国家科技进步奖二等奖（2019年）、教育部科技进步奖一等奖、上海市科技进步奖一等奖等科研奖项。科普工作成果突出，获上海市科普作品二等奖。个人荣获复旦大学校长奖（2015年）、国之名医、全国医德标兵、上海市五一劳动奖章、上海市先进工作者等荣誉称号。2021年获评厦门市领军人才，其团队工作室入选上海市卫生健康系统"劳模创新工作室"及长三角劳模工作室。

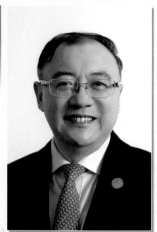

主编简介

周平红，国际知名消化内镜微创治疗专家，二级教授，复旦大学附属中山医院内镜中心主任，复旦大学内镜诊疗研究所所长，上海市医学会消化内镜专科分会主任委员，上海市抗癌协会消化内镜专业委员会主任委员，中华医学会消化内镜学分会副主任委员，上海市内镜诊疗工程技术研究中心主任，上海市内镜微创协同创新中心主任。世界华人消化内镜协会副会长，美国胃肠内镜学会（ASGE）和日本消化内镜学会（JGES）会士，国际消化内镜网络组织（IDEN）成员，2016 美国"内镜世界杯"裁判。擅长消化道疾病的内镜微创和外科手术治疗，创造性地开展了数项世界领先的内镜微创治疗新技术，吸引世界各地内镜专家前来学习和观摩。组织、主持 17 届上海国际消化内镜研讨会（SIES），3 届美国消化疾病周（DDW）"中国专场"。世界各地 350 场大会演讲和手术演示。发表医学论文 200 余篇，主编 *Atlas of Digestive Endoscopic Resection* 等专著和音像教材 15 部。以第一完成人先后荣获国家科技进步奖二等奖 1 项、省部级科技进步奖一等奖 3 项、吴阶平医药创新奖、上海医学发展杰出贡献奖，以及"大国工匠""国之名医"、国家卫生健康突出贡献中青年专家、上海市领军人才、上海市科技精英等荣誉称号。

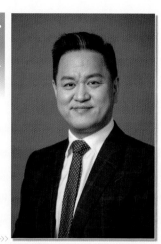

钟芸诗

主编简介

　　钟芸诗,教授,主任医师,博士生导师。上海市领军人才、上海市优秀学术带头人、上海市教委"曙光学者"。现任复旦大学附属中山医院内镜中心副主任、党支部书记;上海市老年医学中心内镜中心执行主任。中国抗癌协会消化道息肉及癌前病变专业委员会副主任委员、中国抗癌协会大肠癌专业委员会委员兼工作组副秘书长、中国临床肿瘤学会(CSCO)理事、中华医学会消化内镜分会结直肠学组委员。

　　主持包括3项国家自然科学基金在内的科研项目10余项;先后获得国家科技进步奖二等奖(2项)、上海市卫生系统"银蛇奖"一等奖、教育部科技进步奖一等奖、上海市科技进步奖一等奖等省部级及以上奖项10余项。以第一作者/通讯作者在 *BMJ*、*GUT Nature*、*Chemistry*、*AJG*、*Ann Surg* 等权威杂志发表 SCI 收录论文 56 篇。作为执笔人及内镜专家组组长参与制定包括《中国肿瘤整合诊治指南(CACA)》在内的 6 部国家级指南及共识;主编消化道肿瘤内镜诊治相关中英文专著5部。

　　已培养硕士研究生 22 人、博士研究生 21 人,已毕业博士 8 人,其中博士后出站 2 人,4 人取得国家自然科学基金青年基金。

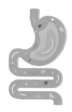

序　一

　　无论说"民以食为天"也好，还是说"脾胃为后天之本"也好，都说明了"吃"对人体的重要。因此，执行这一功能的消化系统的重要性也就不言而喻了。也难为这消化系统了，因为人每天要吃3顿饭，还有不少人要吃零食或夜宵，专家们还提倡要多吃水果，至少还要多喝些水。因此，消化系统功能的正常实在是人体健康的基本保障。

　　俗话说"人吃五谷，也难免生灾"，这消化系统也是"生灾"的大户。胃肠病学家曾估计：国人一生中生过胃病的至少有3成。至于诸如肠道感染拉肚子，若不是很严重的，一般也不当一回事了。不过，消化系统疾病也并非皆是如此轻松的，肿瘤便是消化系统的"灾星"。

　　胃癌曾经长期是我国发病率占第1位的癌症，至今其发病率仍居高位；肠癌是我国发病率增长速度明显的癌症之一；肝癌曾被称为"癌中之王"，如今有人把这顶"桂冠"又给了胰腺癌；食管癌的发病率仍有余威，胆道癌的发病又大有起势。总之，一句话：消化系统是肿瘤的重灾区。

　　不过，近五六十年来，人类在与癌症的斗争中渐操胜券。在消化系统癌症的诊疗中，内镜的使用更是标志性的进步。如今内镜检查并获病理诊断已经成为食管癌、胃癌、肠癌诊断的"金标准"，而且为这些癌症的早期诊断打开了门路，为治愈带来了可能。

复旦大学附属中山医院开展现代内镜诊疗已经 40 余年，在医护人员的努力下，为提高相关疾病的诊疗水平，做出了巨大的贡献。其中，消化内镜的发展尤为显著，不仅完成了大量的工作量，还深耕内镜技术，开创了许多内镜下的新手术，发展了内镜治疗的领域。如今中山医院内镜中心消化内镜每年的工作量高达 20 万例次，内镜手术亦达万例之多。

复旦大学附属中山医院内镜中心消化内镜的工作获奖无数，享誉中外。境内外内镜医生纷至沓来学习先进技术，他们无不认真带教。此外，他们还一贯关注对民众的科学普及，最近中山医院终身荣誉教授、内镜中心原主任姚礼庆教授，"大国工匠"、内镜中心主任周平红教授及上海市卫生系统"银蛇奖"一等奖获得者钟芸诗教授又领衔组织了百余位相关领域专家编写了这本《消化系统肿瘤防治 200 问》。

这是一本医学科普书。讲肿瘤的科普书不少，我得缘先睹，却发现这本书大有精妙之处：且不谈作者皆饱学之士、内容翔实可信，亦不说问答形式、便于查找答案。就这"200 问"，便知内容之丰富，大概读者能想到的问题，皆已囊括其中，甚至读者未必想到的问题，亦已列入，能使读者获得意外之收获。"图文并茂"可使读者更容易理解科学之内容，往往是科普图书追求之目标，而本书岂止是图，更是加入了视频。短视频入书虽非本书之首创，但本书中列入视频多达 55 个，而且多由相关专家亲自讲述，更将使读者感到可信、可亲。

专家学者在百忙之中写些给民众阅读的科普文章或书籍，常被赞为"不以小善而不为"的好事，实则对民众而言，岂止是"小善"，预防了疾病或是促进了康复，实在是大善之举。有感于此,姚教授等希望我为本书写个序,我更甚愿借此机会对姚教授、周教授、钟教授及各位作者表示衷心的敬意。

就将我对作者和出版者的敬意与对读者健康的祝愿,算作是序吧。

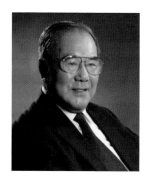

原复旦大学附属中山医院院长
复旦大学上海医学院内科学教授
上海科普作家协会终身名誉理事长

2025 年 3 月

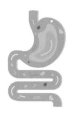

序　二

在当今社会,消化系统肿瘤已成为威胁人类健康的重大隐患,给无数患者及其家庭带来了沉重的负担。如何让大众科学、准确地认识消化系统肿瘤,掌握有效的防治知识,是医疗界乃至全社会都极为关注的重要课题。

在此背景下,这本《消化系统肿瘤防治 200 问》书籍的问世,无疑是一场及时雨,意义非凡。它凝聚了众多专业人士的心血与智慧,本书有 162 位专业医生,其中有 50 名教授参加文稿撰写;本书近 25 万字,80 余幅图及 55 个专家讲授的视频。通过通俗易懂的问答形式,将消化系统肿瘤防治的知识进行了深入浅出的解读,提高了公众对消化系统肿瘤的认识,增强了预防和治疗的意识。

本书系统地介绍了食管癌、胃癌、小肠肿瘤、结直肠癌、肝脏肿瘤、胆胰肿瘤等消化系统肿瘤方面的知识。对于普通民众而言,这本书是一把开启健康知识宝库的钥匙。通过图、文、视频的生动介绍,打破了医学知识的专业壁垒,使读者能够更加形象地了解消化系统肿瘤的相关知识,提高自我保健意识,做到早发现、早诊断、早治疗。同时,也希望广大读者在日常生活中,养成良好的生活方式和饮食习惯,以预防消化系统肿瘤的发生。本书的出版,是我们医院科普工作的一项重要成果,它将为消化系统肿瘤防治发挥巨大的作用，为广大民众的健康福祉贡献一份不可或缺的力量。

最后，我要感谢所有为本书出版付出辛勤努力的作者和编辑人员。你们的辛勤工作为读者带来了宝贵的健康知识，也为推动医疗科普事业的发展做出了重要贡献。相信在大家的共同努力下，我们一定能够减少消化系统肿瘤的发生，改善预后，提高生存质量，为健康中国贡献一份力量。

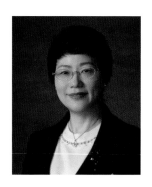

复旦大学附属中山医院

党委书记、教授

2025 年 3 月

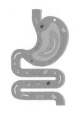

前　言

　　一问一答，一目了然，图文并茂，视频穿插，生动直观。这是一群有使命担当的医学工作者，对医学科普的一次全新尝试。以复旦大学附属中山医院内镜中心为主体的 100 多位专家联手编撰的《消化系统肿瘤防治 200 问》，以令人耳目一新的形式呈现在读者面前。

　　以"大国工匠"、中山医院内镜中心主任周平红教授，中山医院终身荣誉教授姚礼庆和上海市卫生系统"银蛇奖"获得者钟芸诗教授等为代表的消化系统临床一线医生，在数十年的消化系统疾病诊治实践中，对患者的病痛感同身受。发现一例早癌，救活一条生命，幸福一个家庭。他们深知，对消化系统肿瘤的早期诊断和早期治疗刻不容缓。为此，他们集多年的临床治疗实践经验，组织各路专家编写了这本针对消化系统肿瘤患者及其家属、具有实用性和指导性的医学科普读物。

　　众所周知，近些年来，随着生活方式、环境的改变及人口老龄化的加速，我国的消化系统肿瘤发病率逐年上升。食管癌、胃癌、小肠肿瘤、结直肠肿瘤、肝胆肿瘤、胰腺肿瘤等消化系统肿瘤频发，尤其是结直肠肿瘤的发病率每年以 15％递增。而许多肿瘤被发现时，往往到了晚期，治疗难度增大，费用增高，预后效果不佳，严重威胁着人民的健康，也对社会医疗保障体系带来了沉重的负担。

有鉴于此，本书编写的宗旨，就是要提高大众对消化系统肿瘤的认识，鼓励健康的生活方式，如合理膳食、适量运动、控制烟酒等。同时呼吁大众，加强对消化系统肿瘤的早期筛查和诊断，做到早发现、早诊治，这对于降低消化系统肿瘤的发病率和死亡率至关重要。

为了更有针对性地对患者及其家属进行消化道肿瘤早诊、早治的知识普及，本书采用一问一答的形式，对患者及其家属提出的疑问一一作答；同时，收集了在医疗实践中遇到的方方面面问题，逐一解答。200 多个问题，有问有答；通俗易懂，清晰明了。

难能可贵的是，本书在形式上也做了全新尝试，采用图文并茂与视频相结合的方式，动静结合，更加直观生动，让人一目了然。

本书问答部分请了数十位专家教授分别介绍相关疾病并制作成相关的视频，穿插在文字问答中。读者只需用手机扫一下二维码，就能看到相对应的短视频，以形象生动的画面，让读者直观地了解消化系统肿瘤的特点、临床表现、诊疗方法及进展，包括日常注意事项、预防等知识。

中山医院内镜中心作为上海市消化内镜诊疗工程中心、复旦大学消化内镜研究主持单位，先后荣获国家科技进步奖二等奖和上海市科技进步奖一等奖等。在中山医院领导的关心支持下，其内镜年诊疗量达 20 万人次，内镜微创年治疗量在 1 万人次以上，享誉中外。

本书在编写过程中，得到了汤钊猷、樊嘉、葛均波、陈洪渊两院院士的指导并给予题词，也得到中国海派著名书法家杨永法题词,同时也得到了复旦大学附属中山医院顾建英党委书记、教授和杨秉辉终身荣誉教授的关心并予作序,在此深表感谢。同时,对所有参与的专家和同仁表示由衷的感谢。

姚礼庆　周平红　钟芸诗

2025 年 3 月

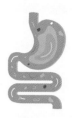

目　录

第八章　消化道黏膜下肿物 ·········· 233

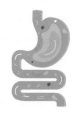

绪　论

　　消化系统的组成包括：消化道腔内器官（食管、胃、小肠和大肠，小肠又分成十二指肠、空肠和回肠，大肠又可分为阑尾、盲肠、升结肠、横结肠、降结肠、乙状结肠和直肠）和消化道腔外器官（主要有肝脏、胆囊、胰腺等）。

　　我国食管癌、胃癌和结直肠癌占恶性肿瘤的50％左右，是高发国家。结直肠癌也是世界上最常见的恶性肿瘤之一。

　　肿瘤是机体在多种致癌因素作用下，局部组织细胞增生而形成的新生物，多呈占位样隆起。肿瘤根据其性质可分为良性和恶性肿瘤。良性肿瘤生长速度较为缓慢，一般不转移，患者除了局部有压迫症状之外，一般没有全身性症状。而恶性肿瘤就较为复杂，根据原发部位和侵犯部位的不同，患者的症状也不相同。恶性肿瘤容易发生转移，晚期会出现较多的全身症状，会危及生命。国外杂志《癌症科学进展》（*Journal of the National Cancer Center*）2024年曾报道：2022年我国新发结直肠癌51.71万例，肝癌36.77万例，胃癌35.87万例，食管癌22.4万例，胰腺癌11.87万例（图0-1）。因此，对于消化系统肿瘤问题要引起高度重视，而消化系统恶性肿瘤的早期发现对于制定合理方案并及时治疗有着重要的意义。

　　本书通过问答方式介绍消化系统肿瘤的特点、临床表现、诊疗方法、诊疗进展、日常注意事项及预防等知识。消化系统肿瘤如能"早发现、早诊断、早治疗",患者可以得到根治的机会就多一些,其生存期与生活质量自然就会增加。

因此,想要远离肿瘤的侵扰,就要注意我们日常生活的点点滴滴,注意定期体检,有问题要及时诊疗。万一不幸"中招",须及时治疗,有手术、化学治疗(简称化疗)、放射治疗(简称放疗)及生物治疗等多种个性化治疗方案。

让我们一起探索消化系统肿瘤的防治奥秘,让健康之光照亮生活! 让健康与快乐伴您左右!

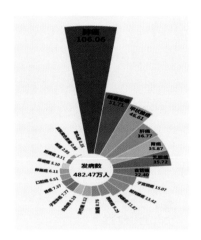

图 0-1 2022 年中国全癌种发病人数(万例)

(姚礼庆 张 杰)

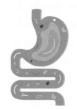

第一章　食　管　癌

食管癌在全球的发病率为 6.3/10 万,在最常见的癌症中排第 8 位,占所有癌症病例的 3%。其中,男性的发病率约为女性的 3 倍。在所有病例中有近 60% 发生在东亚国家,其中近 9 成发生在中国。

食管癌在我国的癌症中(2022 年)发病率位居第 6 位,死亡率位居第 5 位,有显著的地域差异。我国的食管癌以鳞状细胞癌(简称鳞癌)为主,占全球病例数的 51%(2022 年为 22.4 万人),具有早期发现难,晚期缺少有效治疗手段,病死率高的特点。

食管是一条细长的管道,其上部连接咽部,下部与胃的贲门相连(图 1-1)。我们的饮食通过食管进入胃内。若缺乏保护,发生食管癌的概率将会增加。食管癌的发生、发展是个复杂的变化过程,如食管癌的早期或癌前病变可采用内镜黏膜下剥离术(ESD)切除,对于食管癌比较大的进展期病灶,就要以开刀方式手术切除;若病情发展到晚期,就不建议手术治疗,因为食管周围有肺、心脏等,若有远处转移就难以切除了。食管癌晚期可采用放疗、化疗、靶向治疗等综合手段,以延长患者生命和改善患者的生活质量。

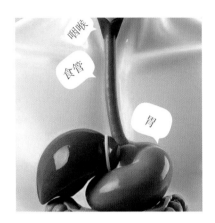

图 1‑1 正常食管

（姚礼庆 张 杰）

1. 食管癌是怎样的一种疾病

食管癌是一种起源于食管上皮组织的恶性肿瘤，其发病率在全球范围内存在地域性差异，尤其在中国、伊朗、南非等地区较为常见。食管癌常见的组织病理类型包括鳞癌和腺癌，其中鳞癌在亚洲和非洲居民较为普遍，而腺癌在西方国家更为常见。食管癌的发病与多种因素有关，包括吸烟、饮酒、长期食用过热食物、营养不良、慢性食管炎、巴雷特(Barrett)食管等。

食管癌的早期症状不明显，可能出现轻度的吞咽不适。随着病情发展，患者可能会出现吞咽困难、体重下降、持续性胸痛、咳嗽、声音嘶哑、呕血等。在晚期，食管癌可导致食管完全阻塞，使得患者无法正常进食，严重影响生活质量。

食管癌的诊断主要依靠内镜检查和活检(图1‑2、图1‑3)。

此外,钡餐 X 线检查、计算机体层成像(CT)、正电子发射计算机体层成像(PET/CT)、超声内镜等影像学检查也是诊断食管癌的重要手段。这些检查有助于评估肿瘤的大小、位置、深度,以及是否有淋巴结转移或远处转移。

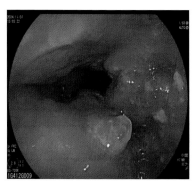
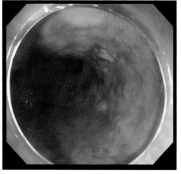

图 1-2　食管癌的胃镜图片　　　图 1-3　食管早癌的胃镜图片

　　食管癌的治疗方法包括手术、放疗、化疗、靶向治疗及内镜治疗等。其预后与疾病的分期、治疗方式以及患者的整体健康状况密切相关。早期发现和治疗食管癌的患者预后较好,5 年生存率可超过 95%,而晚期食管癌的 5 年生存率则显著降低。

(姜　琦　姚礼庆)

2. 食管癌的早期表现通常有哪些

　　食管癌是一种严重的恶性肿瘤,早期表现可能不明显,随着病情的发展,一些症状会逐渐显现(图 1-4)。以下是食管癌可能出现的一些早期表现。

　　(1) 吞咽困难:这是食管癌最常见的症状之一。在早期,患

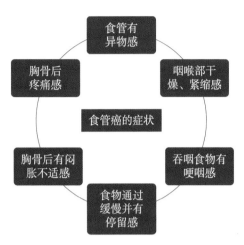

图 1-4　食管癌的临床表现

者可能只在吞咽粗硬食物时感到不适,可能会有哽噎停滞感、胸骨后烧灼感或疼痛,或者有针刺样或牵拉摩擦样疼痛。这些症状可能时轻时重,进展缓慢。

（2）食管内异物感:患者可能感觉到食管内有异物,即使在没有进食的情况下也有吞咽不下的感觉。

（3）食物通过缓慢并有滞留感:食物通过食管的速度感觉变慢,有时甚至需要喝水才能帮助食物下咽。

（4）胸骨后疼痛:在吞咽时,患者可能感到胸骨后疼痛或不适。

（5）咽部干燥、紧缩感:患者可能感到咽喉干燥或有紧缩感。

（6）体重下降:即使食欲正常,患者也可能出现体重减轻。

（7）声音嘶哑:肿瘤压迫喉返神经可能导致声带麻痹和声音嘶哑。

（8）呼吸困难:在一些情况下,食管癌可能导致呼吸困难,尤其是在肿瘤较大或侵犯周围组织时。

（9）呕血或黑便：肿瘤出血可能导致呕血或黑便，表现为粪便呈黑色、黏稠状。

（姜 琦 姚礼庆）

3. 哪些因素会增加患食管癌的风险

热烫饮食、腌制饮食、辛辣饮食、油炸饮食、高盐饮食、霉变饮食、硬质饮食、快速进食和不规律饮食均会增加食管癌的发病风险。具体如下：

（1）遗传因素：食管癌有家族聚集性。食管癌家族史与食管鳞癌发病风险之间存在密切关联，食管鳞癌的发病风险随着一级亲属患病数量的增加而增加。另外，父母双方均患食管癌的个体食管鳞癌发病风险大幅度增加。目前，全基因组关联研究已经确定了几十个食管癌的遗传易感位点，包括常见的基因 *TP53*、*RB1*、*CDKN2A*、*PIK3CA*、*NOTCH1* 和 *NFE2L2*，还有 2 个是新发现的食管鳞癌相关基因 *ADAM29* 和 *FAM135B*。

（2）饮酒：乙醇（酒精）每日摄入量每增加 10 克，患食管鳞癌风险增加 25%。

（3）吸烟：吸烟者和曾经吸烟者食管鳞癌的发病风险分别是不吸烟者的 4 倍以上。

（陈百胜 张小亮）

4. 有什么方法可以预防食管癌

预防食管癌的关键在于采取健康的生活方式和饮食习惯，

以及进行定期的健康检查,尤其是对于高风险人群。以下是一些预防食管癌的方法:

(1)戒烟:吸烟是食管癌的一个重要风险因素,戒烟可以显著降低患食管癌的风险。

(2)限制酒精摄入:过量饮酒与食管癌的风险增加有关。建议限制酒精摄入,或完全戒酒。

(3)健康饮食:均衡的饮食有助于维持健康的体重和减少患食管癌的风险。建议多吃新鲜水果和蔬菜,减少红肉和加工肉类的摄入。

(4)避免过热食物和饮料:长期食用过热的食物和饮料可能损伤食管黏膜,增加患食管癌的风险。建议食物和饮料冷却到适宜的温度后再食用。

(5)保持健康体重:肥胖是多种癌症的风险因素,包括食管癌。通过健康饮食和规律运动来维持健康的体重。

(6)避免长期胃酸反流:胃食管反流病(GERD)与食管癌的发病风险增加有关。如果患有 GERD,应遵循医生的建议进行治疗和管理。

(7)定期体检:对于有食管癌家族史或其他风险因素的人群,定期进行食管癌筛查,如胃镜检查,可早期发现问题。

(8)减少腌制和熏制食品的摄入:若这些食品中的亚硝酸盐和其他化学物质过量,长期食用可增加患食管癌的风险。

(9)避免接触有害物质:某些职业暴露,如接触石棉、木材尘等,可能增加患食管癌的风险。采取适当的防护措施可以降低这些风险。

通过上述措施,可以在一定程度上降低患食管癌的风险。然而,需要注意的是,即使采取了所有预防措施,也不能完全保证不会患上食管癌,因为还存在其他不可控的、未知的风险因素。因此,保持健康的生活方式和定期体检是预防食管癌的重要手段。

(姜 琦 曾雅文)

5. 食管癌和生活方式有什么关联

食管癌的发生与生活方式有着密切的关联。一些生活习惯和饮食行为被认为是食管癌的危险因素,包括但不限于以下几点:

(1) 饮食习惯(图1-5):

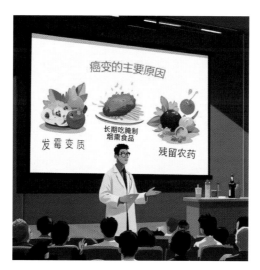

图1-5 不良饮食与癌变

1) 高温食物和饮料:长期食用过热的食物和饮料可能损伤食管黏膜,增加患食管癌的风险。

2）高盐食物：摄入过多的盐分，尤其是通过腌制食品摄入，与食管癌的发病风险增加有关。

3）饮酒和吸烟：长期大量饮酒和吸烟均是患食管癌的已知风险因素。

4）霉变食物：霉变食物中的黄曲霉素等毒素可能增加患食管癌的风险。

（2）肥胖：肥胖被认为是多种癌症的患病风险因素，包括食管癌。

（3）口腔卫生：不良的口腔卫生可能与食管癌患病风险增加有关。

（4）GERD：长期的胃酸反流可能损伤食管黏膜，增加患食管癌的风险。

（5）其他疾病：如贲门失弛缓症、腐蚀性狭窄等食管疾病可能增加患食管癌的风险。

为了预防食管癌，建议采取以下健康生活方式：

1）避免食用过热的食物和饮料，尤其是温度超过 60℃ 的。

2）减少高盐食物的摄入，控制每日盐分摄入量。

3）限制酒精和烟草的消费，最好是戒烟和限酒。

4）维持健康的体重，避免肥胖。

5）保持良好的口腔卫生，定期进行口腔检查。

6）对于有胃食管反流等症状者，建议到医院就诊。

提倡健康的生活方式和饮食习惯，可降低患食管癌的风险。同时，对于高危人群，如年龄 40 岁以上、来自食管癌高发地区、有食管癌家族史或高危因素的人群，建议进行定期的内镜检查，以便早期发现和治疗食管癌。

（陈百胜　仝绍鹏）

6. 吸烟和饮酒如何影响食管癌的患病风险

吸烟和饮酒是增加食管癌患病风险的两个因素。《食管癌诊疗规范》(2018 年版)提到,对于食管鳞癌,吸烟者的发病率增加 3～8 倍,而饮酒者增加 7～50 倍。

饮用的酒类饮品主要包括 3 种:白酒、啤酒和其他烈性酒水。在我国,最受欢迎的是白酒,其主要由高粱、玉米、大米等酿造而成。常见的白酒度数为 45°～53°。按照酒精含量进行换算,每日饮用量白酒 50 毫升,啤酒 400 毫升,其他类型的烈酒 500 毫升,且饮用频率每周≥1 次,可定义为饮酒。酒精会损伤食管黏膜,度数越高对食管黏膜损伤越大,长期大量饮酒,尤其是 50°以上的白酒,对食管黏膜的伤害更加明显,将显著增加患食管癌的风险。

长期吸香烟或烟叶是食管癌发病的另一个主要危险因素。吸烟者定义为每周吸烟≥10 支。对于食管鳞癌,在发展中国家,吸烟者食管鳞癌发病率是不吸烟者的 3～9 倍,在发达国家也是一大危险因素。吸烟这一风险的高低与暴露强度和持续时间相关。相比于暴露强度,持续时间的影响更大,吸烟时间越长,患食管癌的风险也越大。即便吸烟量很小,长期吸烟也可能产生潜在的危害。

(朱泱蓓　黄悆贵)

7. 食管癌的分期是如何划分的

食管癌的分期是根据病变的大小、侵犯程度、淋巴结转移和远处转移等因素来确定癌症的严重程度和扩散程度。常用的食管癌分期系统包括 TNM 分期系统和 AJCC 分期系统(国际癌症分期系统)。

TNM 分期系统是根据病变的原发肿瘤(T)、淋巴结转移(N)和远处转移(M)进行分期的。具体的分期标准如下:

(1) T 分期(原发肿瘤)。

1) T_x:原发肿瘤无法评估。

2) T_0:没有原发肿瘤。

3) T_{is}:原位癌,癌细胞仅限于黏膜内。

4) T_1:癌细胞侵犯黏膜和(或)黏膜下层。

5) T_2:癌细胞侵犯肌层。

6) T_3:癌细胞侵犯外膜。

7) T_4:癌细胞侵犯相邻器官或结构。

(2) N 分期(淋巴结转移):

1) N_x:淋巴结转移无法评估。

2) N_0:没有淋巴结转移。

3) N_1:有淋巴结转移。

(3) M 分期(远处转移):

1) M_x:远处转移无法评估。

2) M_0:没有远处转移。

3) M_1:有远处转移。

根据 TNM 分期的结果,可以将食管癌分为不同的阶段,常见的分期系统有Ⅰ期、Ⅱ期、Ⅲ期和Ⅳ期,其中Ⅳ期表示癌症已经扩散到远处器官或淋巴结。

另外,AJCC 分期系统是基于 TNM 分期系统进一步细化和修订的,它将食管癌分为多个亚阶段,以更准确地评估癌症的严重程度和预后。

食管癌的分期对于治疗选择和预后评估非常重要,因此在诊断过程中,医生通常会进行详细的分期评估,以制定最合适的治疗方案。

（吕　鹏　韩　迎）

8. 定期筛查对于预防食管癌有何作用

定期筛查可以早期发现食管癌前病变,尤其是高危人群(年龄≥45 岁,且符合以下任意一项:①长期居住于食管癌高发地区;②一级亲属中有食管癌疾病史;③患有食管癌前疾病或癌前病变;④有吸烟、饮酒、热烫饮食等生活和饮食习惯),需要定期筛查。

目前对于食管癌的定期筛查建议两种方案,具体实施时,可根据不同情况选择:①直接开展内镜筛查,应用内镜检查及碘染色,并进行指示性活检。这种方法敏感度高,特异性强,可以查出不同程度的癌前病变和很早期的食管黏膜内癌,不易漏诊。②采用细胞学初筛与内镜检查确诊相结合的方案。首先用食管新型细胞收集器初筛,对细胞学可疑者,再进行内镜检查做出组织学诊断。

食管癌的早期症状常常不明显,因此定期筛查显得尤为重要。定期筛查有许多重要性。首先,可以帮助及早发现癌前病变,采取预防措施,从而防止其进展成癌症;其次,可以显著提高治疗成功率,因为在早期诊断食管癌后,通常可以通过内镜下切除、手术或其他治疗方式来控制,而晚期的治疗难度较大,预后也较差。定期筛查可以降低治疗的复杂性和成本,因为在癌症发展到晚期之前采取治疗措施可以避免更为复杂和昂贵的治疗需求。定期筛查发现早期食管癌并治疗,可以显著提高患者的生存率,因为晚期食管癌可能已经扩散到其他部位,难以被完全切除。早期治疗还有助于改善患者的生活质量,避免了吞咽困难等症状的困扰。因此,了解食管癌定期筛查的重要性,并积极接受筛查,对于健康至关重要。

(荆佳晨)

9. 食管癌的诊断主要依靠哪些检查

食管癌的早期症状常不明显,如出现进行性咽下困难,则提示食管癌已进入了中晚期。及时诊断食管癌是战胜食管癌的第一步。常见诊断食管癌的检查有内镜检查、影像学检查。

(1) 内镜检查:普通白光内镜、色素内镜、放大内镜及共聚焦内镜检查可以发现红区、糜烂灶、斑块样、结节样或局部黏膜增厚、背景着色征阳性、异常微结构改变等早期食管癌表现(图 1 - 6);中晚期食管癌内镜下常出现结节或菜花样肿物、食管管腔狭窄等(图 1 - 7)。超声内镜检查可以清楚显示食管管壁层次结

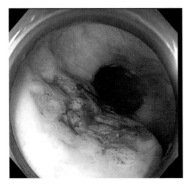 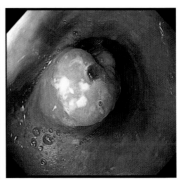

图 1 - 6　早期食管癌胃镜图　　图 1 - 7　中晚期食管癌胃镜图

构、食管癌管壁浸润的情况,对于食管癌的分期,治疗前评估有重要意义。内镜下组织学检查是诊断食管癌的金标准。

（2）影像学检查：气钡双重造影（X 线钡餐）是诊断食管癌最简单、最经济的检查方法。计算机体层成像（CT）、磁共振成像（MRI）对食管癌分期及预后判断有明显的帮助,对了解食管肿瘤外侵情况、淋巴结转移、判断手术可行性具有重要意义。超声检查不能显示食管信息,但对于周围淋巴结及其他脏器转移情况评估,帮助肿瘤的分期可提供信息。正电子发射电子计算机体层成像（PET/CT）,在食管癌诊断方面有很高的敏感度及特异度,可以确定食管癌原发灶的范围、了解周围淋巴结及其他脏器转移情况,准确判断肿瘤的分期。

血液肿瘤标志物检查目前常用于食管癌的辅助诊断、预后判断、治疗敏感度预测和疗效监测,但目前用于食管癌早期诊断的肿瘤标志物尚不成熟,常用的主要有细胞角蛋白片段 19（CYFRA21‐1）、鳞状细胞癌抗原（SCC）、癌胚抗原（CEA）和组织多肽特异性抗原（TPS）。

（荆佳晨　吴建辉）

10. 内镜检查在食管癌诊断中的重要性是什么

内镜检查是目前食管癌诊断的首选方法,尤其在早期食管癌的诊断中有着无法替代的重要性。内镜检查能够直接观察食管癌病灶的形态,通过实时直观展示,医生可以初步判断病变的性质。内镜检查还允许在检查过程中直接获取组织样本,进行活组织病理学检查。病理学诊断是食管癌诊断的金标准。常见的内镜检查主要有普通白光内镜、色素内镜、放大内镜、共聚焦内镜及超声内镜检查。

内镜检查在食管癌的分期中有着重要的指导作用,食管癌的分期对于患者的治疗方案选择及预后判断有重要意义。尤其在进行早期食管癌治疗前,对食管癌患者进行广泛而准确的分期诊断是至关重要的。肿瘤浸润深度、肿瘤边缘的识别和淋巴结转移的评估是决定内镜治疗可行性和选择治疗方式的关键。多种内镜检查技术如染色内镜、内镜窄带成像(NBI)、共聚焦内镜、光谱学、放大内镜、超声内镜和其他先进的内镜成像技术,可以检测食管癌的范围和深度。早期食管癌临床症状不典型甚至没有症状,诊断只能依靠内镜检查。早期食管癌患者,尤其是局限在黏膜层的食管癌患者,内镜检查及组织学检查明确诊断后(图 1-8、图 1-9),及时的内镜治疗或手术治疗,5 年生存率较中晚期食管癌患者有着明显的提高。内镜对中晚期食管癌诊断及治疗亦有重要作用(图 1-10),首先可以明确病理分型,其次是染色内镜、放大内镜、超声内镜有助于显示食管癌原发病灶侵及层次,对于食管癌分期诊断比较重要。此外,超声内镜还可评估食管及腹腔干周围淋巴结,超声内镜引导下细针穿刺活检获得病理结果可确认淋巴结分期。

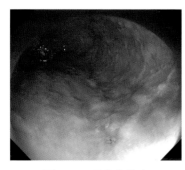
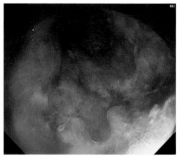

图 1-8　早期食管癌　　　　图 1-9　早期食管癌(NBI 染色)

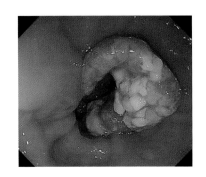

图 1 - 10 食管癌

（荆佳晨 林鸿霞）

11. 如何评估食管癌治疗的效果

食管癌的治疗效果评估是一个综合过程，涉及多个方面的考量。主要的评估指标包括肿瘤的完全切除率、患者的生存率、复发率及生活质量等。

（1）肿瘤完全切除率：对于早期食管癌患者，采用内镜黏膜下剥离术（ESD）将病变组织的完全切除是治疗成功的关键指标。术后通过病理检查，确认切除边缘是否清洁（有无癌细胞残留），是判断手术是否成功的重要依据。

（2）生存率：这是衡量治疗效果的最直接指标。食管癌的生存率通常以 5 年生存率来表示，即从诊断或治疗开始后 5 年内存活的患者比例。治疗后的生存率受多种因素影响，包括癌症的分期、患者的身体状况、治疗方法的选择等。早期诊断和治疗的患者通常具有较高的 5 年生存率。

（3）复发率：食管癌的复发是治疗效果评估中的重要方面。复发可以分为局部复发（原发病变部位的癌症复发）和远处转移（癌细胞扩散到其他器官）。定期的随访检查，如内镜检查、影像学检查和肿瘤标志物检测，有助于早期发现复发。低复发率通常表明治疗效果较好。

（4）生活质量：治疗后的生活质量也是评估治疗效果的重要方面。由于食管癌及其治疗可能影响患者的吞咽功能、营养状况和心理健康，评估患者的生活质量可以通过问卷调查、营养评估和心理评估等手段进行。目的是尽可能提高患者的生活质量，减少治疗带来的负面影响。

（5）影像学检查：CT、MRI 和 PET/CT 等影像学检查可以帮助评估治疗后的肿瘤残留或复发情况，这些检查可以提供详细的肿瘤大小、位置和扩散情况，有助于制定进一步的治疗计划。

（6）内镜检查：对于接受内镜治疗的患者，如 ESD，术后的内镜检查可以直接观察食管黏膜的恢复情况，检测是否有新生病变或复发。定期的内镜随访是确保治疗效果和早期发现复发的关键。

（7）肿瘤标志物检测：血液中的肿瘤标志物水平变化也可以作为评估治疗效果的一种手段。特定的肿瘤标志物，如 CEA、SCC 等，在治疗前后及随访过程中进行检测，可以提供有关肿瘤活动状态的信息。

通过多种评估方法，医生可以全面了解食管癌患者的治疗效果，从而及时调整治疗方案，最大限度地提高患者的生存率和生活质量。

（陈　涛　徐美东）

12. 食管癌患者的治疗选择通常有哪些

治疗食管癌的选择通常取决于多个因素,包括病变的类型、分期,患者的整体健康状况和个人偏好。以下是常见的治疗选择:

(1)手术治疗:手术是治疗早期和局部进展食管癌的主要方法。根据病变的位置和程度,可以进行全食管切除、部分食管切除或食管内腔切除。手术后可能需要进行食管重建术。

(2)放射治疗(放疗):使用高能射线照射癌细胞,破坏其DNA结构以阻止其生长和分裂。放疗可用于早期和晚期食管癌,作为单独治疗或与手术、化疗联合使用。

(3)化学治疗(化疗):化疗使用药物来杀死或抑制癌细胞的增长。化疗通常与手术或放疗联合使用,以提高治疗效果。常用的化疗药物包括氟尿嘧啶、顺铂等。

(4)靶向治疗:是使用特定的药物针对癌细胞中的特定分子靶点,以抑制癌细胞的生长和扩散。对于一些特定类型的食管癌,如人表皮生长因子受体-2(HER2)阳性食管癌,靶向治疗药物如曲妥珠单抗可能是一种选择。

(5)免疫治疗:通过激活患者自身的免疫系统来攻击癌细胞。免疫检查点抑制剂是一类常用的免疫治疗药物,可以用于晚期食管癌的治疗。

(6)支持性治疗:针对食管癌患者的症状和并发症,如吞咽困难、疼痛、营养不良等,可以进行支持性治疗,包括营养支持、镇痛治疗、吞咽训练等。

治疗方案的选择应由专业医生根据患者的具体情况和疾病

特点进行评估和制定。每个患者的治疗方案可能有所不同,因此建议与医生进行详细的讨论和咨询,以便制定最适合的治疗计划。

（吕　鹏　梁晓萍）

13. 手术治疗食管癌的方式有哪些

手术是治疗食管癌的主要方式之一。以下是常见的食管癌手术治疗方法:

（1）食管癌切除术:这是最常见的手术方法,旨在切除食管中的癌组织。根据病变的位置和程度,可以进行全食管切除、部分食管切除或食管内腔切除。切除后,通常需要进行食管重建术,将胃、肠或其他组织用于重建消化道（图1-11）。

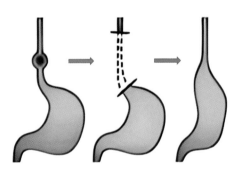

图 1-11　食管癌的手术治疗

（2）食管内镜黏膜切除术（EMR）和食管内镜黏膜下剥离术（ESD）:这些手术适用于早期食管癌,癌变仅限于黏膜层。通过内镜操作,将癌变的黏膜层切除,以达到治疗的目的。

（3）食管支架植入术：对于无法进行手术切除的晚期食管癌患者，可以通过内镜将支架植入到食管中，以缓解症状和恢复食物通过的通畅性。

（4）淋巴结清扫术：在食管癌切除术中，通常还会进行淋巴结清扫，以移除可能受到癌细胞侵犯的淋巴结，有助于防止癌细胞的进一步扩散。

（吕　　鹏）

14. 化疗在食管癌治疗中的作用是什么

首先，化疗是一种全身治疗，对于食管癌患者，如果出现淋巴结转移或远处脏器转移，化疗可以有效控制肿瘤和远处转移病灶的发展。化疗药物通过静脉注射进入血液循环，作用于肿瘤细胞，主要起杀灭肿瘤细胞，控制肿瘤不向远处转移的作用。

其次，对于局部中晚期和晚期的食管癌患者，即使患者接受了规范的根治性手术切除，术后仍可能存在复发的高危因素，化疗可以进一步巩固治疗效果，减少肿瘤复发的风险。目前临床广泛应用的术前新辅助放化疗＋根治性食管癌切除手术，可显著提高肿瘤的根治率，延长患者的生存期。

此外，对于一些患者，可能由于病情严重或其他原因，失去了根治性手术切除的机会，在这种情况下，化疗可以联合其他治疗手段，期望使患者病情得以更好的控制。对于晚期食管癌患者，肿瘤可能存在广泛的转移，化疗可以减轻患者的相关症状，提高生活质量，延长生存期。

《食管癌诊疗指南（2023版）》中，化疗推荐较多的是紫杉醇＋卡铂、顺铂＋5-氟尿嘧啶或卡培他滨或替吉奥、长春瑞滨＋顺铂等方案,根据患者不同病情及个体情况进行个体化治疗。

（任　重　何梦江）

15. 放疗对于食管癌患者有何帮助

首先,放疗可以有效控制食管癌的局部病变发展。对于不能手术或不愿手术的患者,放疗可以作为一种重要的治疗手段,通过放射线对肿瘤进行照射,从而缩小肿瘤,缓解症状,并延长患者生存时间。其次,放疗可用于手术前后的辅助治疗。在手术切除后,放疗可以消灭可能的残留肿瘤细胞,减少复发风险,从而提高手术的治疗效果。

此外,放疗还可以与化疗结合使用,进一步提高质量效果。化疗药物通过全身作用杀灭肿瘤细胞,而放疗则主要对局部病灶进行照射,二者结合可以产生协同作用,更好地控制肿瘤发展。

根据《中国食管癌放射治疗指南（2023 年版）》,一般手术前的推荐剂量为 40～45 Gy,术后为 50～56 Gy,根治性放疗为 50～60 Gy。上述放疗分割剂量建议每天 1.8～2.0 Gy,每周 5 次。目前尚未有随机试验证据表明提高放疗剂量可以带来更多生存获益。

需要注意的是,放疗也有一些副作用,如食管黏膜炎、放射线食管炎等。因此在放疗时,需要根据患者的具体情况制定个体化的治疗方案,并密切关注放疗过程中可能出现的副作用,及时给予相应处理。

总之,放疗在食管癌的治疗中起着重要作用,可以有效控制局部病变、缓解症状、延长生存期,并与化疗等其他治疗手段相结合,提高治疗效果,但需要严格掌握指征,以确保患者的安全和治疗效果的最大化。

（任　重　林生力）

16. 靶向治疗在食管癌治疗中的地位如何

　　靶向治疗在食管癌治疗中的地位正在逐渐提升,但仍处于探索和发展阶段。近年来,随着对食管癌发病机制的深入研究,针对特定分子靶点的靶向治疗药物不断涌现,为食管癌的治疗提供了新的选择。靶向治疗主要用于晚期食管癌患者的二线或三线治疗,或在一线治疗失败后作为挽救性治疗。

　　目前临床应用的靶向药物主要集中在 3 个方面:表皮生长因子受体(EGFR)单抗、血管内皮生长因子(VEGF)单抗以及 HER2 单抗。EGFR 单抗主要有西妥昔单抗、尼妥珠单抗;VEGF 单抗目前主要有贝伐珠单抗、索拉非尼等;HER2 单抗主要有曲妥珠单抗、雷莫芦单抗等。这些药物各有其优缺点,并常与放、化疗联合应用,可显著提高疗效。

　　虽然靶向治疗在食管癌中的疗效尚未达到像其他方法那样的显著效果,但随着精准医疗的发展,针对食管癌的靶点药物研究正在不断深入,有望在食管癌治疗中发挥更大的作用。

（任　重　刘祖强）

17. 免疫治疗在食管癌治疗中的应用是什么

　　免疫治疗在食管癌治疗中是一种先进且有效的手段。对于已经发生癌细胞转移的患者,细胞免疫治疗被推荐为一种重要的治疗方式。食管癌的免疫治疗主要集中在程序性死亡蛋白-1（PD-1）和（或）程序性死亡蛋白配体1（PD-L1）抗体药物、过继性细胞免疫治疗及肿瘤疫苗等。目前临床上 PD-1 和（或）PD-L1 抗体药物应用最广泛的是帕博利珠单抗和卡瑞利珠单抗。

过继性细胞免疫治疗是一种符合人体生物学规律的治疗模式，它利用患者自身的细胞来对抗肿瘤细胞，不需要承受手术、放疗和化疗的痛苦。这种治疗方式从食管癌发病的根本原因入手，能够防止癌细胞的扩散和转移，延长中晚期食管癌患者的生存时间。

肿瘤疫苗利用诱导能够消灭肿瘤细胞的特异性 T 细胞，发挥抗肿瘤作用，目前还在临床研究阶段，但有着广阔的应用前景。

此外，免疫治疗联合化疗也为食管癌治疗提供了新的途径。例如，卡瑞利珠单抗联合一线化疗药物治疗晚期食管癌患者，可显著延长患者的无进展生存期。但是，免疫治疗的具体应用应根据患者的具体情况和医生的建议来定。同时，这种治疗方法也需要在专业医疗机构的指导下进行，以确保患者的安全和治疗效果。

（任　重　张　震）

18. 早期食管癌患者的内镜黏膜下剥离术是什么

ESD 是一种用于治疗早期食管癌的微创技术，主要适用于肿瘤局限于黏膜或浅表下层、无淋巴结转移的患者。ESD 的目标是通过内镜手术完全切除病变组织，最大限度地保留正常食管结构，提高患者的生活质量。

手术过程包括以下几个步骤：

（1）标记病变区域：通过内镜在病变周围注入染料（如靛胭脂）。

（2）注射液体：在病变下方的黏膜下层注射生理盐水或透明质酸，以抬高病变组织，形成一个操作空间，减少对深层组织的损伤。

（3）切开黏膜：使用特制的内镜手术刀沿着病变的边缘切开黏膜。

（4）剥离病变：逐层剥离病变组织，确保完整切除，同时保持切口干净，以便后续的病理检查。

（5）止血和修复：处理任何可能的出血点，并检查剥离区域，以确保没有残留的病变组织。

ESD 的优势在于其高治愈率和低复发率。由于能够完整切除早期病变组织，患者不需要进行传统的开胸手术，减少了手术创伤和恢复时间。此外，ESD 的术后并发症较少，患者生活质量较高。总的来说，ESD 是一种有效且微创的治疗早期食管癌的方法，通过精确的操作和全面的术前评估，可以实现早期病变的完全切除，显著提高患者的预后和生活质量。

（陈　涛　徐美东）

19. 如何应用隧道技术治疗食管早期肿瘤（视频 1）

ESD 在治疗食管早期肿瘤中取得了较大成功，尤其是对于表浅的鳞癌。然而，当肿瘤累及食管周径的一半或更多时，ESD 操作变得更具挑战性。这主要是因为：①术中剥离的黏膜会遮挡手术视野；②环状切开后，黏膜下注射液丢失导致无法掀起，增加内镜注射次数；③手术时间延长，术后并发症的风险也随之升高。

2007 年，冯·德利乌斯（Von Delius）等在活体猪模型上成功通过建立黏膜下隧道整块切除食管黏膜。2011 年，令狐恩强首次报道了隧道法内镜黏膜下剥离术（ESTD）应用于人食管黏膜早癌的治疗。

ESTD 是首先切开病变的口侧、肛侧，利用黏膜下层空间建立黏膜下隧道，并逐渐剥离，从而整块切除黏膜病变。随着研究的深入，发现 ESTD 中隧道的建立有助于充分暴露手术视野，清晰显示黏膜下血管和组织层次，帮助操作者控制剥离深度，减少或避免在操作中重复剥离，避免血管和肌肉损伤，降低术中出血和穿孔的发生率，减少操作的复杂性和手术时长。根据多项研究表明，ESTD 能够提供更好的操作视野和灵活性，减少手术时间并降低了术后并发症。

ESTD 术前需要进行详细的评估：包括肿瘤的部位、大小及周径累及范围、深层有无侵袭等。

ESTD 操作如下：

（1）ESTD 的标准流程为：标记→黏膜下注射→肛侧黏膜切开→口侧黏膜切开→建立隧道→双侧切除。即在病灶的口侧和肛侧切开黏膜层，进入黏膜下层并逐渐剥离，最后切开病变两侧黏膜。其中，黏膜透明帽和二氧化碳充气在钝性分离中起到了重要作用。

（2）病变仅切开口侧、肛侧，而病变水平方向由自身黏膜牵引，这可以防止病变在剥离后卷曲影响术中视野，增加了解剖结构的暴露，降低了操作难度。

（3）可根据病变的具体情况分为单隧道或双隧道，一般双隧道模式效率更高，更为常用。双隧道 ESTD 治疗环状食管黏膜病变比单隧道 ESTD 更能缩短手术时间。

目前,对于 ESD 和 ESTD 的并发症、预后等方面也有进一步研究。一项荟萃分析表明,ESTD 组术中穿孔率、术后出血率低于 ESD 组,具有一定的统计学差异。除此之外,ESTD 能够在隧道内凝固大血管,从而避免盲目分离引发的出血;传统 ESD 中由于反复电凝和止血导致的穿孔也可以避免。

ESTD 在大面积早期浅表性食管的整块切除率和肿瘤完全切除率(R0 切除率)上和 ESD 相比,有一定的优势;也有荟萃分析得出,这两种技术在完整评估了患者个体情况下,都能达到相同的治疗效果,确保肿瘤完全切除且无癌细胞残留。

ESTD 和 ESD 都是安全有效的治疗方法,其中 ESTD 特别适用于食管周径一半以上的早期鳞癌患者。虽然两种技术在整块切除率、R0 切除率及并发症方面表现相似,但 ESTD 在剥离速度、减少并发症上有显著优势。总的来说,在处理更复杂的食管肿瘤需要较长时间和复杂操作的情况下,ESTD 提供了一种更具优势的手术方法。

(徐美东 陈 涛)

20. 食管癌复发的风险有多大

食管癌复发的风险是患者和医生都十分关注的问题。复发的风险取决于多个因素,包括癌症的分期、治疗方式,患者的整体健康状况,以及术后的随访管理等。总体地说,食管癌复发率较高,特别是在治疗后的头 2 年内。影响食管癌复发风险的主要因素包括以下:

(1)癌症分期:这是决定复发风险的重要因素之一。越是早期食管癌的复发风险相对较低,因为病变局限于食管黏膜层,且没有淋巴结转移。随着癌症分期的增加(如 T_{1b}、T_2、T_3 期),癌细胞可能已经侵入食管壁深层或扩散到邻近组织和淋巴结,使复发风险显著增加。

(2)治疗方式:治疗方法的选择对复发风险有直接影响。对于早期食管癌,ESD 和外科手术是常见的治疗手段。如果切除彻底且手术边缘无残留癌细胞,复发风险较低。对于进展期食管癌,常需要结合手术、放疗和化疗综合治疗。多模式治疗可以减少复发风险,但仍需密切监测。

(3)手术切缘:手术切缘的清洁程度是判断手术成功与否的重要指标。如果切缘残留癌细胞,复发的风险较高。因此,术后病理检查切缘是确保切除彻底的重要步骤。

(4)淋巴结转移:此为食管癌复发的重要风险因素。淋巴结受累的患者复发率较高,因为癌细胞可能通过淋巴系统扩散到身体其他部位。因此,对于有淋巴结转移的患者,术后通常需要结合放疗和化疗,以降低复发风险。

(5)病理特征:食管癌的病理类型和分化程度也是影响复发的重要因素。例如,高分化的鳞癌和腺癌的复发风险通常低于低分化癌。同时,肿瘤的侵袭性和增殖活性也会影响复发概率。

(6)术后随访:定期的术后随访是早期发现复发的重要措施。随访通常包括内镜检查、影像学检查和肿瘤标志物检测。通过定期监测,可以及时发现和处理复发,改善患者预后。

根据研究数据,食管癌患者在治疗后的 5 年内复发风险最高,尤其是前 2 年内。因此食管癌术后随访对于复发的影响不可忽视。通过定期的内镜检查、影像学检查和肿瘤标志物检测,可以早期发现复发并及时干预,显著提高患者的生存率和生活质量。

（徐美东 陈 涛）

21. 食管癌患者的生活质量如何管理

2018 年发表在《柳叶刀》杂志的一篇研究提示,食管癌患者在常见癌种中生活质量最差。那么,如何提高食管癌患者的生活质量呢? 实际上,食管癌患者的生活质量包含了多个维度,比如身体状况、心理状态及社会功能等多个方面。

早期食管癌患者通常手术创伤较小,容易恢复,但进展期食管癌手术创伤较大,容易产生食管狭窄、进食困难等。当出现这种情况时,需要及时就医,通过适当的内镜下扩张、切开或置入支架,缓解患者进食困难的症状,从而通过饮食加强营养,帮助患者身体康复。

食管癌患者的心理状态同样值得关注,根据患者不同时期的心理特点和需求,采取对应心理干预措施,例如鼓励患者建立情绪管理日记、带领患者冥想放松训练等,或是寻求专业心理干预人员的帮助。另外,对于年轻患者,在经历治疗后恢复力所能及的社会功能,重返工作岗位,使患者对未来重拾希望,也对食管癌患者生活质量的提高有一定的益处。

食管作为食物进入人体后通过的第 1 站,治疗期间和康复过程中患者的饮食结构也需要进行相应的调整。在手术后的短期之内或是放、化疗期间,应当根据医生的建议,随病情变化而改变,一般在手术后开放饮食时,患者需要从流质逐步过渡至半流质及软食。同时,手术或放、化疗本身可能会造成一定程度的食管狭窄,当狭窄严重到影响饮食时,就需要及时就医,进行扩张等方式的干预。在患者的康复过程中，可以将进食调整为少食多餐的方式，每 2～3 小时进食半份正餐的量，每日分 6～8 次进食，以柔软、湿润的食物为主，尽量满足每日蛋白质和热量的需求。需要注意的是要细嚼慢咽，防止食物卡顿。如果狭窄较为严重，可将每日餐食以糊状或泥状形式摄入。另外，记录每日饮食、追踪记录体重也是一个好习惯，可以根据饮食及体重增减情况调整后续的饮食计划，也能确保患者每日能够摄取到足够的能量和营养，从而加快康复的进程。

（陈天音　石　虹）

22. 如何看待食管癌的复发问题

食管癌的复发风险很大程度上取决于分期。对于早期食管癌，采用规范的内镜治疗即可达到几乎根治的效果，文献报道的复发率低至约 0.08％。然而，随着食管癌的逐渐进展，内镜下将食管肿瘤进行剥离已无法达到根治的效果，需要进行手术，甚至增加放、化疗等各类辅助方法来杀死肿瘤及身体内潜在的癌细胞。一般来说，经过手术治疗，食管癌的局部及远处复发率可高达约 60％。随着放、化疗方案的不断进步、新药的研发，目前针对食管癌的治疗已有更多的选择和比以往更好的疗效，但食管癌的复发依然与诊断分期密不可分。因此，对于高危人群的早期筛查、早期诊断、早期治疗，才是降低食管癌复发、达到根治效果的最佳方式。

（陈天音　吕振涛）

23. 家族史对食管癌的影响有多大

食管癌的发生是多因素的结果，包括遗传、环境和生活方式等因素。家族史是其中一个重要的风险因素。已有研究表明，家族史与食管癌的风险存在关联。具有食管癌家族史的个体，在其一级亲属（父母、兄弟姐妹或子女）患有食管癌的情况下，其本人罹患食管癌的风险显著增加。具体来说，单个一级亲属患食管癌，其风险增加 1.65 倍；多个一级亲属患食管癌，风险增加 1.93 倍；一级亲属得食管癌年龄不足 35 岁的，其本人风险更可达 4.05 倍。此外，食管癌在中国人群中表现出明显的家族聚集现象，这可能是由于遗传因素和环境因素的交互作用。利用全基因组关联分析技术，科学家们发现了与食管癌发生明确相关的易感基因，这些易感基因使食管癌发生风险增加 50～100 倍。另一个值得注意的是，家族性食管癌相较于散发性食管癌，通常具有症状重、疗效差、病程短的特点，给社会和家庭造成了沉重的经济负担。

家族史与食管癌，一份来自生活的真实警醒与防治之道案例如下：

在一个普通的小城家庭中，李先生的故事为我们揭示了家族史对食管癌发病的重要影响。李先生的父亲与叔叔先后因食管癌去世，这样的家族悲剧使得他对自身健康倍加关注。李先生在医生的指导下，开始进行有针对性的健康管理，先是定期接受消化内镜检查。消化内镜，尤其是包含食管部分的胃镜检查，如同一扇洞察食管健康的"透视窗"，可以直观而精准地发现早期食管癌及癌前病变。经过第 1 次胃镜检查，李先生被诊断出患有食管鳞状上皮轻度不典型增生,这是食管癌前期较为常见的病变类型。

医生解释道,尽管食管癌并非简单的单基因遗传病,但家族中多位成员患病,可能与共同的生活环境、生活习惯有关,也可能存在遗传易感性,如修复 DNA 损伤能力减弱的相关基因变异等。面对这种情况,李先生接受了医生提出的个性化管理方案,包括改善生活方式、每年行胃镜复查。

通过 4 年的随访,虽然胃镜下观察到的病变没有进一步的进展,但食管癌家族史始终像一块大石头压在李先生心里。听从医生的建议,李先生接受了内镜下的微创手术切除了食管病变,从而将未来罹患食管癌的风险降至最低。

李先生的故事体现了家族史对食管癌发病的重大影响,也凸显了消化内镜在早期筛查与预防食管癌中的核心地位。

因此,对于那些具有食管癌家族史的家庭成员而言,应提高警惕,尽早启动定期的消化内镜筛查,同时改善生活习惯,戒烟限酒,保持合理饮食,减少致癌物质接触,从而有效降低患病风险。只有这样,才能真正意义上从源头上遏制住食管癌的发生,守护每一个家庭成员的生命健康。

(胡　皓　蔡世伦)

24. 食管癌的遗传因素是什么

食管癌的遗传因素涉及多个方面,包括家族史、基因突变、先天免疫缺陷等。前已述及,食管癌具有一定的家族聚集性,这意味着在某些家族中,食管癌的发病率高于一般人群。根据中国部分食管癌高发区的调查,食管癌患者有家族史者的比例为

23.95％～61％，提示家族中如果父母患食管癌，子女患癌的风险要比一般人高。进一步分析发现，在有家族史的食管癌患者中，父系亲属的影响似乎比母系更大，旁系亲属的影响最小，提示性别相关因素在食管癌中的可能作用。同样，某些有先天免疫缺陷的患者，如先天性食管闭锁、贲门失弛缓等，患食管癌的风险比正常人高得多。

食管癌是一种发生在食管黏膜上的恶性肿瘤，它的发生并非简单的"传男传女"的直接遗传疾病，但在某种程度上确实与遗传因素有着密切关联。为了让大家更好地理解这一复杂的疾病和背后的遗传影响，我们用通俗的语言来科普一下食管癌的遗传因素。

首先，我们需要明白一个概念：遗传易感性。就像有些人更容易感冒一样，有些人家族中的成员可能因为遗传了某种特殊的基因特征，使得他们对食管癌的抵抗力较弱。也就是说，他们体内可能存在某种"不利"的基因变异，增加了他们患上食管癌的风险。比如，科学家们已经发现了如 Rb、$p53$、$p16$ 等抑癌基因的功能如果失活，或者 $H-ras$、$c-myc$、$hsl-1$ 等原癌基因被异常激活，以及像 $cyclinD1$ 这样的细胞周期调控基因表达异常时，都可能与食管癌的发生有紧密联系。

其次，食管癌呈现出明显的家族聚集性。在一些高发地区，有 1/4～1/2 的食管癌患者存在家族史，尤其是在父系和母系直系亲属中有患者的情况下，其他家庭成员患病的风险会增加。这是因为同一家庭不仅共享着类似的遗传背景，往往还保持着相同或相似的生活习惯，如长期吸烟、过度饮酒、食用过多腌制或含有亚硝胺类致癌物质的食物等不良生活习惯，这些环境因素与遗传易感性相互叠加，大大提升了食管癌的发病概率。

此外，研究还发现，食管癌高发家族成员的血液淋巴细胞染色体畸变率较高,这暗示了可能存在一种遗传上的易感状态。虽然子女不会从父母那里直接继承食管癌本身,但他们可能会继承到一种更容易发展成食管癌的身体条件。

总之,食管癌虽非直接遗传病,但其发病过程中遗传因素的作用不容小觑。这意味着拥有食管癌家族史的人群需要更加关注自身的健康状况,并采取积极的预防措施,包括改善生活习惯、戒烟限酒、合理膳食、定期体检等,尤其应注意筛查食管癌相关的早期症状,以便及时发现并治疗病变,降低因遗传易感性带来的潜在风险。同时,随着医学研究的进步,对食管癌遗传易感基因的深入探索也有助于未来更精准地进行风险评估和个性化预防策略的制定。

(胡　皓　蔡世伦)

25. 食管癌的预后因素有哪些

影响食管癌预后的因素非常多。早期发现、早期治疗通常预后较好。早期食管癌通过内镜下治疗,生存率可以达到 95% 以上。此外,肿瘤生长的部位也对预后有一定影响。例如,中上段食管癌的预后可能优于下段食管癌,这可能与食管解剖结构和肿瘤的生物学行为有关。肿瘤的分化状态也影响食管癌的预后,比如低分化癌的预后要差于高分化肿瘤。另外,患者本身的一般情况、营养状况、免疫功能和其他合并症(如心血管疾病、糖尿病等),以及生活习惯(吸烟、酗酒等)也对预后可能产生影响。

食管癌预后就好比我们看天气预报,医生给食管癌患者的"预后"就是预测病情的发展走向和治疗效果,包括患者能活多久,生活质量会怎样等。

那么,得了食管癌,哪些因素会影响病情的预后呢?这就像打游戏,不同的装备等级和敌人强度会影响过关难易度一样,食管癌的预后也受很多因素影响。

(1)癌症的"等级"——临床分期:这个"等级"指的是癌症在体内的进展程度,用 TNM 分期来说,T 是看肿瘤大小和它侵犯到周围组织的程度;N 是指肿瘤有没有转移到附近的淋巴结;M 则是看有没有远处转移。简单地说,等级越高(如晚期),预后相对越差。

(2)癌症的位置:就像不同的地形对战斗有影响,食管癌在食管的不同位置,预后也会有所不同。

(3)肿瘤的大小和侵入程度:肿瘤越大,或者侵入得越深,就像敌人越强大,打败它的难度就越大,因此预后相对较差。

(4)淋巴结转移情况:如果癌细胞已经悄悄溜到附近的淋巴结内安营扎寨了,那就是一个很不利的因素,因为这意味着病情可能更严重,预后自然也就较差。

(5)其他因素:除了上述主要因素外,患者的年龄、身体状况、营养状况、能否进行有效的手术或化疗、放疗等综合治疗方案,以及是否存在合并症等,都会影响食管癌的预后。

总的来说,食管癌预后的好坏是由多种因素共同决定的,早期发现、早期治疗是改善预后的重要途径。所以,定期体检、保持健康生活方式对于预防和控制食管癌至关重要。

(胡　皓　蔡世伦)

26. 年轻人患食管癌的风险是怎样的

年轻人患食管癌的风险相对较低,但仍然存在一定的可能性。食管癌通常在中年或老年人中更为常见,尤其是在 50 岁以上的人群中发病率较高。然而,近年有报道显示,年轻人中食管癌的发病率有所上升。以下是一些可能增加年轻人患食管癌风险的因素:

(1) 饮食习惯:长期食用高脂肪、高盐、高糖、低纤维的饮食,以及缺乏新鲜蔬菜和水果的摄入,可能增加食管癌的风险。

(2) 胃食管反流病(GERD):长期存在胃酸反流到食管的情况可能损伤食管黏膜,增加患食管癌的风险。

(3) 肥胖:肥胖与食管癌的发病率增加有关。过高的体重指数(BMI)可导致胃酸反流,同时可能引发慢性炎症和代谢紊乱,从而增加患食管癌的风险。

(4) 吸烟和饮酒:长期吸烟和过量饮酒是食管癌的主要危险因素。年轻人中吸烟和饮酒的习惯可能增加患食管癌的风险。

(5) 遗传因素:某些遗传因素可能增加患食管癌的风险。如果家族中有食管癌的病例,年轻人患病风险可能会增加。

(6) 慢性炎症:长期存在慢性炎症,如食管炎或巴雷特(Barrett)食管,可能增加患食管癌的风险。

尽管年轻人患食管癌的风险较低,但仍建议他们采取健康的生活方式,包括均衡饮食、适量运动、戒烟限酒、保持健康体重等。此外,如果出现食管炎症状(如胸痛、吞咽困难等),应及时就医进行评估和治疗。

重要的是要意识到食管癌是一种严重的疾病,早期发现和治疗可以提高治愈率和生存率。如果您周围的年轻人有相关症状或担忧,建议他们咨询医生以获取专业意见和进一步的检查。

（何　杰　李　平）

27. 食管癌的早期筛查推荐给哪些人群

食管癌的早期筛查通常推荐给以下人群：

（1）高风险人群：对于具有食管癌家族史的人群，特别是一级亲属中有食管癌患者的，应该考虑进行早期筛查。

（2）长期 GERD 患者：GERD 是胃酸反流到食管的疾病，长期存在 GERD 症状的人群，如胸痛、吞咽困难等，应该进行食管癌的早期筛查。

（3）巴雷特（Barrett）食管患者：巴雷特食管是一种由长期胃酸反流引起的食管黏膜变化，增加了患食管癌的风险。对于已被诊断为巴雷特食管的人群，应该进行定期的食管癌筛查。

（4）长期吸烟和饮酒者：吸烟和饮酒是食管癌的主要危险因素，长期吸烟和大量饮酒的人群建议进行食管癌的早期筛查。

（5）慢性反流性食管炎患者：长期存在反流性食管炎的人群，如食管炎、食管溃疡、食管狭窄等，应该进行食管癌的早期筛查。

（6）高发地区人群：在一些高发食管癌地区，如我国北方的河北、山西，南方的闽南（如泉州、厦门、漳州）等地，食管癌的发病率较高，居民应该定期进行食管癌的早期筛查。

值得注意的是，早期筛查并不适用于所有人群，具体的筛查建议应该根据个体情况和医生的建议来确定。如果您属于以上提到的人群，或者有其他相关症状或担忧，建议咨询医生以获取个性化的筛查建议和进一步的检查。

（何 杰 李 平）

28. 食管癌患者应该如何进行自我监测

食管癌患者可以通过以下方式进行自我监测：

（1）观察症状变化：注意观察自己的身体状况，特别是与食管癌相关的症状，这些症状包括吞咽困难、胸痛或背痛、消瘦、食欲减退、进行性体重下降、咳嗽或咳血等。如果出现这些症状或症状加重，应及时咨询医生。

（2）注意饮食变化：注意观察自己的饮食变化。食管癌患者可能出现吞咽困难或疼痛的情况，导致饮食困难。如果发现吞咽困难加重、食物卡喉或出现疼痛等情况，应及时与医生沟通。

（3）定期随访检查：按照医生的建议进行定期随访检查，包括定期的内镜检查、影像学检查（如 CT、MRI 等）和血液检查。通过定期检查，可以及时发现食管癌的复发或进展，并采取相应的治疗措施。

（4）注意并发症：食管癌患者可能出现并发症，如食管狭窄、穿孔等。注意观察是否出现吞咽困难加重、呼吸困难、胸痛或背痛等症状，并及时向医生报告。

（5）寻求支持：食管癌患者可以积极参与支持组织或社区活动，与其他患者交流经验，获取支持和鼓励。这有助于提高患者的心理和情绪状态，增强应对食管癌的能力。

自我监测只是辅助手段，不能替代医生的专业诊断和治疗。如果您是食管癌患者，请与医生保持密切联系，按照医生的建议进行治疗和随访。

（何　杰　秦文政）

29. 食管癌患者的术后恢复和护理有哪些注意事项

食管癌患者在发病后常会出现体重减轻等营养不良症状，因此需要及时识别营养不良、评估营养不良程度和经口饮食摄入情况。对于营养不良高风险的患者[（6 个月内体重减轻超过 10%，体重指数（BMI）<18.5 kg/m²，伴有严重吞咽困难)]，需要进行肠内营养支持；对于营养不良中风险的患者，可以考虑进行额外的蛋白质和能量补充；对于营养不良低风险的患者，需要接受医生、护士、营养师的饮食指导。

食管癌术后疼痛是十分常见的症状。合理的镇痛能够减少应激反应，缓解焦虑情绪，有利于恢复正常呼吸、活动和睡眠。常用的镇痛药物可分为对乙酰氨基酚、非甾体抗炎药、阿片类药物。每一类药物有其各自的适应证和不良反应，应根据患者的一般情况、肝肾功能、手术情况进行个体化用药。

食管癌术后恶心、呕吐是另一个较为常见的症状。对于有高致吐风险的患者，可考虑预防性使用止吐药。对于已经发生呕吐的患者，优先考虑使用 5-羟色胺受体拮抗剂。对于留置的管道，如胃肠减压管、导尿管、引流管等，经医生评估确保安全的前提下，应尽早拔除，以降低导管相关的感染并发症，提高患者舒适度。

术后早期下床活动，早期经口进食，有利于康复，因而值得提倡。

出院后，仍应关注术后长期并发症，如食管狭窄、吻合口狭窄、吻合口瘘、食管癌复发等，如有不适请及时就诊。

（周恺乾）

30. 食管癌患者在治疗期间需要注意哪些事项

患者手术之前应戒烟。长期吸烟可以降低肺通气弥散功能,增加术中及术后气道分泌物,增加围手术期呼吸系统并发症的发生风险。患者术前应戒烟至少 4 周,充分戒烟需超过 8 周。

患者手术之前应戒酒。多项研究表明,过度饮酒与上消化道术后严重并发症、住院时间和医疗费用显著相关。术前戒酒 4 周,可降低酗酒患者的术后并发症发生率。

患者术后常会出现乏力、疼痛、恶心、呕吐、发热等症状。如果症状较轻,常能在出院前缓解,不需过分担忧。如果症状较重,无法忍受,要立即报告医务人员。

如果患者术中留置管道(如胃肠减压管、小肠营养管、空肠造瘘管、伤口引流管、胸腔引流管、导尿管、中心静脉导管、硬膜外麻醉导管),不要紧张,这些管道是为了观察或者治疗而放置的,随着患者的康复会被及时拔除。也请配合医护人员做好管道的护理工作。

患者在手术之后不应长期卧床,应早期下床活动。早期下床活动有助于改善躯体功能,促进胃肠功能,利于术后功能恢复。

患者应尝试提高对食管癌和自身情况的认识程度,增强对疾病的全面了解,增加自我护理能力。在接受医护人员病情解释、术前谈话、健康宣教时,积极尝试理解,及时询问不明白或困扰。

患者出院后,其家属应关注病理报告结果,部分患者可能术后需要接受辅助性放、化疗,或者追加手术。

术后应根据医生制定的随访策略,定期进行复查(如 CT、胃镜、血液学检查等)。如果食管癌发生复发转移,按时进行复查有助于早期发现,从而及时进行干预治疗。

(周恺乾)

31. 食管癌的慢性管理包括哪些方面

食管癌的慢性管理需要多个学科的医生一起合作,给患者提供全面、连续、协调的医疗服务。目的是帮助患者尽可能地恢复健康,提高生活质量,减少并发症和再次入院,同时也能降低医疗成本。这对于患者和社会来说,都是非常重要的,其主要包括以下几个方面:①定期随访和检测;②非药物治疗手段;③营养管理;④心理关怀。

在慢性管理中,定期随访和监测是必不可少的。那么,应该如何进行随访和监测呢? 需要根据患者的病情和医生的建议,制定个性化的随访计划,包括随访的频率、需要做的检查项目,等等。通过定期的检查和评估,可以及时发现肿瘤是否有复发、转移或者出现并发症的迹象。一旦发现这些情况,医生可以根据随访和监测的结果,及时调整治疗方案,确保患者能够获得最佳的治疗效果。所以,对于食管癌患者来说,定期随访和监测是保障健康、提高生活质量的重要手段。

当谈论食管癌患者的慢性管理时,非药物治疗手段是不可忽视的一部分。对于某些患者来说,手术治疗是一个重要的选择。通过及时切除肿瘤病灶,可以有效提高治愈率,为患者带来更好的预后。另外,放疗也是一种非常有效的非药物治疗手段。通过使用放射线来杀灭肿瘤细胞,可以减轻患者的症状,延长生存期。内镜下治疗也是一种值得关注的手段。例如，我们可以通过内镜下胃造瘘术、食管支架置入术，使合并食管狭窄的患者恢复饮食，提高患者的生活质量。当然，每种治疗手段都有其适用范围和限制，具体治疗方案需要根据患者的具体情况制定。但无论如何，非药物治疗手段都是食管癌患者慢性管理中不可或缺的一部分，值得关注和重视。

食管癌患者应该如何有效地进行营养管理呢？首先，需要全面评估患者的营养状况，包括体重、体重指数、肌肉量和脂肪含量等，以便了解患者目前的营养水平。其次，要根据患者的年龄、性别、身高、体重，以及病情等因素，仔细分析每天所需的各种营养素，如热量、蛋白质、脂肪和碳水化合物等。这就像是给每位患者量身定制一份营养食谱。最后，根据患者的营养状况和病情，决定最适合他们的营养支持方式，是选择肠内营养还是肠外营养。通过这样科学、细致的营养管理，我们期望能够帮助食管癌患者在疾病的治疗过程中保持良好的营养状态，提高生活质量。

食管癌患者的心理关怀也是非常重要的。医生可以通过专业的心理测评工具，定期对患者进行心理测评，以便及时发现和解决他们的心理问题。医护人员和家属要密切观察患者的情绪变化，注意他们是否有焦虑、抑郁等情绪表现。

家属的支持和陪伴尤为重要。为了让家属更好地给予患者心理支持，家属需要了解肿瘤患者的心理特点和需求。同时，也要鼓励家属积极参与患者的心理干预过程，与患者共同面对疾病带来的心理困扰，为患者提供持续的心理关怀和支持，让他们在抗病过程中感受到家的温暖和力量。

（高　华　陈巍峰）

32. 食管癌患者如何处理情绪问题

很多食管癌患者会担心自己的生命受到威胁,治疗过程是否痛苦等。这种焦虑情绪可能会导致失眠、食欲不振、精神萎靡等症状,进一步影响身体状况。更糟糕的是,长期的焦虑状态还可能降低免疫力,这对疾病的康复是非常不利的。那么,应该如何处理这些情绪问题呢?首先,需要正视自己的情绪,认识到这些压力和焦虑是正常的反应,而不是试图逃避或压抑它们。其次,可以通过一些方法来缓解这些情绪,如深呼吸、冥想、瑜伽等放松技巧,或者寻求家人、朋友的支持和理解。如果情况严重,也可以考虑寻求专业心理咨询或治疗的帮助。可能需要医护人员的专业关怀和安慰,帮助建立对治疗的信心。医护人员首先要像朋友一样,耐心倾听他们的担忧,并给予他们足够的安全感。最后,患者往往希望了解更多关于疾病的信息,如治疗方案、预后如何,以及在日常生活中的注意事项。只有了解这些信息,他们才能减轻因不确定性带来的焦虑。

食管癌患者可通过非药物治疗方法缓解情绪问题。一方面,可以接受个别心理疏导,也就是有专业人士一对一地和患者谈心,帮助排解内心的困扰;另一方面,集体心理治疗也是个不错的选择,通过和其他患者一起交流,分享经验,可以减轻孤独感和焦虑情绪。此外,心理教育也很重要,了解食管癌的相关知识,明白疾病和治疗的过程,可以让患者减少恐惧和不安,更加积极地面对疾病。记住,面对疾病,不仅要治疗身体,更要照顾好自己的心灵。

如经过上述方法仍无法解决食管癌患者的情绪问题,那么就可能需要药物进行治疗。可以选择一些抗焦虑药物来帮助缓解焦虑症状。其中,苯二氮䓬类药物和非苯二氮䓬类抗焦虑药是比较常用的药物。但是,具体选择哪种药物,还需要根据患者的具体病情和药物反应来进行调整。当然,也需要注意这些药物可能出现的副作用,如嗜睡、乏力、头晕等。一旦出现了这些症状,可以采取一些处理策略,如减少药物剂量、更换药物种类或者合并使用其他药物来缓解症状。总之,处理情绪问题需要综合考虑患者的具体情况和药物反应,同时也要注意副作用的处理,以确保患者身心健康。

但是,这些药物并非人人适用,需要注意一些事项。具体如下:①药物相互作用问题。患者在使用这些药物时,要注意与其他药物的相互作用,特别是与化疗药物合用时,可能会影响化疗药物的代谢和排泄,导致血药浓度升高,增加不良反应的风险。因此,需要密切监测患者的药物反应,及时调整药物剂量,确保患者的安全。②关于禁忌证。抗抑郁、抗焦虑药物并非适用于所有人群,如严重肝肾功能不全、急性闭角型青光眼、重症肌无力等患者就不宜使用这些药物。因此,在使用前,需要详细询问患者的病史和用药史,避免有禁忌证。只有做到这些,才能确保药物使用安全有效,帮助食管癌患者更好地度过治疗期。

在使用药物缓解以上情绪问题时,需要进行长期的随访和效果评价。随访主要是为了跟踪患者的情绪状态、药物反应和可能出现的不良反应,确保用药安全。通过随访,医生可以及时发现问题,然后帮助调整治疗方案。效果评价也是非常重要的一环,通过量表评分和自我评价,可以了解药物治疗的效果如何,为下一步的治疗提供重要的参考依据。总之,随访和效果评价都是为了更好地帮助患者应对食管癌带来的情绪问题,希望能够积极配合,共同战胜病魔。

（高　华　陈巍峰）

33. 食管癌治疗研究的最新进展有哪些

（1）新辅助DCF(多西他赛＋顺铂＋氟尿嘧啶)方案评估:近年来,新辅助DCF方案在食管癌治疗中的效果引起了广泛关注。这一方案通过结合3种强效药物,针对食管癌的多个生物学特征进行"打击",从而有望提高治疗效果和生存率。多项研究表明,新辅助DCF方案能够显著缩小肿瘤大小,提高手术切除率,并改善患者预后。

（2）免疫治疗联合化疗:免疫治疗在食管癌治疗中取得了突破性进展。通过激活患者自身的免疫系统,免疫治疗能够针对肿瘤细胞进行精确打击,从而提高治疗效果。目前,免疫治疗联合化疗已成为食管癌治疗的一种新趋势。这种联合治疗方案能够进一步增强治疗效果,减少副作用,并改善患者的生活质量。

（3）4周期化疗短期疗效:针对食管癌患者的4周期化疗方案已经得到了广泛应用。这一方案通过短期内的高强度化疗,迅速杀灭肿瘤细胞,减轻患者症状,并为后续治疗奠定基础。多项研究表明,4周期化疗方案能够显著提高食管癌患者的短期疗效,为后续治疗创造有利条件。

（4）放疗技术的进步:随着医学影像技术和计算机技术的飞速发展,放疗技术不断创新,如三维适形放疗、调强放疗等先进技术的应用,提高了放疗的精准度和效果。通过精确的影像定位和剂量分布优化,精准放疗技术能够更准确地照射肿瘤,减少正常组织的损伤,提高了放疗的安全性和有效性。随着放疗技术的进步,食管癌患者的生存率得到显著提升,同时放疗引起的副作用也得到有效控制,患者的生活质量得到显著改善。放疗并发症的预防和减少一直是研究的重点。通过优化放疗计划、加强患者护理和监测,有效降低了放疗引起的食管狭窄、放射性肺炎等并发症的发生率。针对不同患者的具体情况,制定个性化的放疗方案,能够更好地满足患者的治疗需求,提高治疗效果。免疫放疗作为放疗的一种新手段,通过增强患者的免疫功能,提高放疗的敏感性。同时,放疗与其他治疗手段如手术、化疗等的综合应用,也取得了显著的疗效。放疗与化疗、免疫治疗等联合应用,可以发挥协同作用,提高治疗效果。同时,通过序贯治疗等方式,能够减少副作用,提高患者的耐受性。

（5）完全切除率（R0 切除率）：随着手术技术的不断进步和手术适应证的不断拓宽,食管癌患者的 R0 切除率已经提升至 98%。这意味着更多的食管癌患者可以通过手术获得根治性治疗。R0 切除率的提高进一步提高了患者的生存率和生活质量。

（6）完全病理缓解（pCR）：pCR 是指手术后病理检查未发现肿瘤细胞。近期的研究表明,通过新辅助化疗和手术的综合治疗,食管癌患者的 pCR 率已经提升至 39.2%。这一成果表明,综合治疗能够显著提高食管癌患者的治疗效果和生存率。

（7）无病生存期（DFS）和总生存期（OS）：DFS 和 OS 是评估癌症治疗效果的重要指标。最新的研究显示,通过采用新辅助化疗、免疫治疗联合化疗等综合治疗手段,食管癌患者的 2 年DFS 和 OS 得到了显著提升。这意味着患者在接受治疗后,能够保持更长时间的健康和生存。

（8）长期生存的积极影响：随着食管癌治疗手段的不断进步和完善,越来越多的患者能够实现长期生存。这不仅对患者产生积极影响,也对整个家庭和社会具有重要意义。长期生存的实现需要依靠综合治疗、康复护理、心理支持等多方面的努力。

总之，食管癌治疗研究的最新进展为患者提供了更多的治疗选择和更好的治疗效果期望。新辅助 DCF 方案、免疫治疗联合化疗、放疗等综合治疗手段的应用，使得食管癌患者的生存率和生活质量得到了显著提高。同时，R0 切除率的提升、pCR 率的提高以及 2 年 DFS 和 OS 的延长，都为食管癌患者的长期生存奠定了坚实基础。随着科技的不断进步和研究的深入，相信未来会有更多突破性的成果出现，为食管癌患者带来更多希望和生机。

（高　华　程亦榕）

34. 未来食管癌的内镜治疗方向是怎样的

我国目前的有关共识指南推荐，食管癌的内镜治疗适应证包括：①M_1、M_2 期食管病变，术前评估无可疑淋巴结转移风险为内镜治疗的绝对适应证；②M_3、SM_1 期食管病变，术前评估无可疑淋巴结转移为内镜治疗的相对适应证；③对于长度＞5 cm 的食管环周病变，考虑术后顽固性狭窄风险高，需与患者充分沟通，慎重考虑。

对于早期食管癌病变范围较长、散在多发或者累及食管全周，可考虑行内镜下射频消融术（ERFA）。除此之外，超过 SM_2 期的食管癌，术前评估可根治性切除且可耐受手术切除，均推荐外科手术切除。外科术式包括：①开放及腔镜辅助下麦基翁（McKeown）食管癌切除术；②开放及腔镜辅助下艾沃-刘易斯（Lvor-Lewis）食管癌切除术；③经颈部及膈肌裂孔食管癌切除术（THE）；④左开胸食管癌切除术（TTE）；⑤机器人辅助食管切除术等。

随着内镜图像增强技术不断改进,从宏观到微观,从组织形态到细胞乃至分子水平,实现了靶向活检和精确诊断。随着人工智能的应用,病理可视化得到进一步推进,为食管癌的早期诊断和治疗提供了广阔的前景,有望提高食管癌的早诊早治率,大大提升食管癌的总体生存率。

随着内镜技术的发展和放、化疗及免疫、靶向治疗的新进展,内镜治疗的界限逐渐拓宽。近年来针对黏膜下食管鳞癌采用内镜治疗联合放化疗或放疗的临床研究越来越多。2015 年一项纳入黏膜下层(SM_1、SM_2)为主的食管鳞癌的研究提示,ESD 联合放化疗治疗对比单独 CRT 治疗可显著提高生存率及降低复发。一项针对 T_{1b}($SM_{1\sim2}$)N_0M_0 胸段食管鳞癌的前瞻性单臂研究数据显示,内镜治疗联合放化疗的微创疗法其疗效与外科手术相当。因此内镜治疗联合放化疗有望成为黏膜下层食管鳞癌的一种有效的治疗策略和新的微创治疗方案,但仍需要更多前瞻性、良好对照和匹配的多中心研究。

近年来,由复旦大学附属中山医院胸外科团队联合内镜中心团队在国际上首创"经颈部内镜-腔镜联合微创食管癌切除术",具备不开胸、出血少、创伤少、并发症少等优势,为难治性食管肿瘤患者创造了手术条件,同时也为内镜结合传统腔镜联合治疗打开新思路。

(胡健卫 陈世耀)

35. 食管癌患者的术后护理包括哪些方面

(1) 食管癌外科术后健康指导:

1）心理调节：保持心情舒畅，指导患者自我调节情绪。

2）生活方式：适量活动，避免劳累及受凉。保持规律、健康的生活方式。

3）饮食指导：根据不同术式，向患者讲解术后进食时间，指导合理选择饮食，告知注意事项，预防并发症的发生。告知患者戒烟、戒酒，饮食宜少量多餐，进高蛋白质、低脂饮食，补充铁剂与足量维生素，少食盐腌和烟熏食品，避免过冷、过烫、过辣及煎、炸食物。

4）活动与锻炼：保证充分睡眠，劳逸结合，逐渐增加活动量。术后早期不宜下蹲大小便，以免引起直立性低血压或发生意外。由于开胸手术要切断胸部肌肉，术后应加强功能锻炼，防止肌肉粘连，预防术侧肩关节强直及肌肉失用性萎缩。

5）用药指导：教导药物的服用时间、方式、剂量，说明药物副作用。

6）疾病预防：避免接触引起癌变的因素，如改良饮水（减少水中亚硝胺及其他有害物质）、防霉去毒；应用预防药物（如维 A 酸类化合物及维生素等）；积极治疗食管上皮增生；避免过烫、过硬饮食等；加大防癌宣传教育，在高发区人群中做普查和筛检。

7）复诊指导：定期复查，遵医嘱坚持后续治疗，如放疗或化疗等。若术后 3～4 周再次出现吞咽困难，可能为吻合口狭窄，应及时就诊。

（2）食管癌内镜术后健康指导：

1）心理调节：保持愉快心情，正确对待所患疾病，指导患者自我调节情绪。

2）生活方式：注意劳逸结合，适量活动，养成规律、健康的生活方式。

3）饮食指导：一般情况下，术后 3 天进温冷流质饮食（如各种汤类、果汁、牛奶、酸奶等）。第 4～10 天进半流质饮食（包括稀饭、面条、烂面糊等，不吃有渣、多纤维食物）。之后逐渐过渡到正常饮食。忌辛辣刺激性食物，避免喝酒、抽烟及饮浓茶、咖啡等，以防对消化道黏膜的损害。

4）自我监测：内镜微创手术后存在出血、迟发性穿孔等并发症的可能，1 个月内均有可能发生。若出现胸痛、发热、呕血和（或）黑便、呕出鲜血或血块；大便颜色变黑色或棕黑色，呈柏油样便；严重者伴有头晕、心慌、软弱无力、口渴、四肢发冷、面色苍白、四肢湿冷、血压下降、口唇发绀等症状，若出现以上症状应立即就医。

5）用药指导：教导药物的服用时间、方式、剂量，说明药物副作用。

6）复诊指导：遵医嘱定期进行相关的检查，根据病情随访。

（姚伊娜　蔡贤黎）

36. 预防食管癌术后复发的措施有哪些

食管癌术后复发可表现为局部复发、远处淋巴结转移等形式。根据当前研究进展，这里介绍一些预防食管癌的复发和转移的措施：

（1）定期复查：术后早期患者可进行密切随访和定期复查，及时发现复发或转移风险，并采取相应对症处理。

（2）合理饮食：术后饮食应逐渐过渡到正常饮食，食物应营养丰富、易消化吸收。可以根据患者情况鼓励多进食 2～3 餐。饮食方面均衡营养，食物多样化，多吃新鲜蔬菜和全谷物食品；平时减少高脂肪食物的摄入，注重优质蛋白质的补充，如鸡蛋、牛奶、瘦肉、鱼肉、大豆等；减少红肉、加工肉的摄入。少吃或不吃腌渍、烟熏、烘烤类的食物。戒烟和限制饮酒，吸烟和饮酒是导致食管癌的主要危险因素之一。

（3）注意休息和适度运动：术后应多休息，避免过度劳累；适当运动有助于增强体质，促进康复。

（4）维持心理健康：食管癌患者在康复期间可能面临身心压力，保持积极乐观的心态，避免焦虑和抑郁，有助于提高康复质量和降低复发率。对于肿瘤较大或晚期患者，在切除手术后可考虑追加放疗、化疗甚至免疫治疗，以最大程度降低食管癌术后复发风险。

（朱泱蓓）

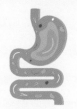

第二章　胃　　癌

　　胃癌是我国最常见的恶性肿瘤之一,2017 年胃癌在我国的发病率居所有恶性肿瘤的第 2 位,仅次于肺癌。在全社会的不懈努力下,2024 年胃癌的发病率已经排到第 5 位,有下降趋势。

　　最近 10 年,世界范围内胃癌的发生率略有下降,全球 2010 年胃癌发病率和死亡率分别为 103.37/10 万和 75.49/10 万,2022 年全球胃癌的发生率 96.8/10 万、死亡率 65.9/10 万。2010 年中国胃癌发生率为 47.9/10 万,死亡率为 29.7/10 万;2022 年胃癌发生率为 35.8/10 万,死亡率为 26.1/10 万。日本 20 世纪 50 年代胃癌死亡率高达 130/10 万,是同时期欧美地区胃癌死亡率的 2.5 倍,是世界胃癌发病率和死亡率最高的国家;到 2023 年日本胃癌死亡率也有明显下降,为 87/10 万。

　　胃癌多见于 50 岁以上人群,发病率随年龄增长而增长,在 55～80 岁年龄段达到最高,且男性发病率是女性的 2 倍。近些年,胃癌的发生却出现年轻化趋势,与年轻人生活饮食不规律、熬夜、压力大、吸烟等不良生活习惯有一定关系。

　　目前在许多国家胃癌仍是常见引起死亡的最主要肿瘤之一,如何有效地筛查出胃癌人群是早发现、早治疗、提高胃癌患者生存的关键。这里将重点介绍健康人胃癌筛查的必要性,胃癌是如何发生、发展,如何通过饮食预防胃癌,胃癌的遗传因素,胃癌的肿瘤标志物对早期进展和中晚期胃癌的判断,患了胃癌选择治疗方法,包括内镜黏膜下剥离术(ESD)和胃大部切除的术前及术后饮食、护理、心理健康支持,以及人们关心的胃癌与幽门螺杆菌感染的关系等。

关于早期胃癌(EGC)的诊断与治疗目前有明确的理论和方法,让 50 岁以上患胃癌高风险人群接受内镜普查,医生能较容易地发现 EGC 病灶。内镜检查发现早期病灶,通过超声内镜明确胃癌未浸润黏膜肌层,可行 ESD。目前,我国二级以上医疗单位多数能开展 ESD 诊疗,通过 ESD 治疗病例数正在不断增加;通过内镜早诊、早治,治疗效果更好,胃癌患者生存率大大提高。目前体检接受内镜检查者每年增加 $15\%\sim20\%$,说明人们对消化道防癌意识也越来越重视,使进展期和晚期胃癌发病率逐渐下降,大大减少了死亡率,节省了许多医疗费用。我们的宗旨:找到一例早癌,救活一个患者,幸福一个家庭。

(姚礼庆　张　杰)

37. 胃癌是如何发展的

胃癌的发展通常是一个渐进的过程,经历了多个阶段(图 2 - 1)。

胃癌通常起源于正常的胃内细胞,这些细胞可能因各种因素而发生突变,如遗传因素、饮食习惯、细菌感染或环境暴露。

(1) 慢性胃炎:长期的不良饮食习惯、幽门螺杆菌感染、胃酸过多等因素可能导致胃黏膜受损,引发慢性胃炎。患者可能出现胃痛、消化不良等症状。

(2) 胃黏膜萎缩与肠化生:慢性胃炎若未得到及时治疗,胃

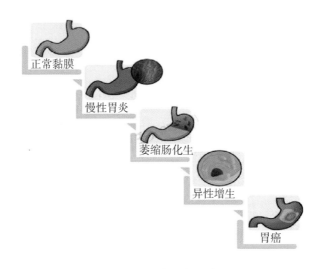

正常黏膜

慢性胃炎

萎缩肠化生

异性增生

胃癌

图 2-1 胃癌的发生过程

黏膜可能逐渐萎缩,并出现肠上皮化生现象。肠上皮化生是指胃黏膜被肠型上皮细胞所替代,从而增加了癌变的风险。

(3)异型增生:在肠化生的基础上,部分胃黏膜细胞可能出现异型增生,也就是细胞形态和结构发生异常改变。异型增生是胃癌的癌前病变,具有较高的癌变潜力。

(4)胃癌形成:异型增生细胞进一步恶化,可能形成恶性肿瘤,即胃癌。胃癌细胞具有侵袭性和转移性,可侵犯周围组织和器官,甚至扩散至全身。

需要注意的是,并非所有慢性胃炎患者都会发展为胃癌,但慢性胃炎确实是胃癌的一个重要危险因素。因此,对于慢性胃炎患者,应积极治疗并定期复查,以预防胃癌的发生。同时,保持良好的生活习惯和饮食习惯,避免幽门螺杆菌感染等危险因素,也是预防胃癌的重要措施。

如果您有胃部不适或疑虑,请及时就医并接受专业检查和治疗。

(吴　瑕　陈巍峰)

38. 胃癌的早期症状有哪些

胃癌早期通常没有明显的症状,或者症状较为轻微,因此很容易被忽视。但是,一些胃部疾病常见的症状要重视。

(1)消化不良和胃部不适:包括胃部胀气,腹部不适、疼痛或感觉沉重。

(2)消化道问题:包括反酸、胃灼热感、恶心、呕吐和食欲下降。

(3)食欲减退和体重减轻:由于消化问题和不适感,患者食欲下降,导致体重减轻。

(4)早饱感:意味着吃一点食物就感觉饱了,可导致饮食量减少。

(5)消化道出血:可导致大便出现黑色或带有鲜血,呕吐时也可能出现血液。

(6)疲劳感和体力下降:由于身体消耗能量来应对癌症,患者会感到疲倦和虚弱。

(7)贫血:消化道出血可能导致贫血,表现为皮肤苍白、头晕、乏力等症状。

需要注意的是,早期胃癌通常症状不明显,而这些症状也可能是由其他健康问题引起的,所以不能单单依靠这些症状来诊断胃癌。因此需要提高对它的认识和警觉性,建议定期进行体检,特别是对于有胃癌高风险因素的人群,如感染幽门螺杆菌、饮食习惯重口味、有胃癌家族史，以及有胃癌癌前病变的人。如果出现了这些症状，特别是持续时间较长或者症状较为严重时，请及时就医进行评估和诊断。进行胃镜检查是发现早期胃癌的金标准。对于年过 40 岁的人群，无论有无症状，都应进行一次胃镜检查，早期发现胃癌可以提高治疗的成功率和生存率。

（吴　瑕　陈巍峰）

39. 如何通过饮食预防胃癌（视频 2）

良好的饮食及生活习惯对于提高人们的生活质量与身体健康有着重要的意义。在日常生活中若长期不科学进食及不良生活习惯就会增加胃癌的发生概率。那么，如何通过饮食来预防胃癌呢？

（1）食物鲜，多食果：每日注意食材要新鲜，增加蔬菜和水果的摄入量，它们富含植物纤维、抗氧化剂、维生素等。当然，蔬菜、水果一定要洗净，同时，良好的烹饪方法也很重要。

（2）食谷物，富纤维：进食注意增加粗粮、粗纤维类食物，如谷物、糙米、燕麦或全麦面包等富含纤维的食物，有利于维持消化系统功能，其中的微量元素及多种维生素也有益于人体。

（3）少腌熏，减盐分：由于腌制食物含有亚硝酸盐，若亚硝酸盐量超标，长期吃此类腌制食品则胃癌患病率会增加，这与食物内有较多的亚硝酸盐、真菌毒素等致癌物有关。熏烤肉类食物时，若燃烧不完全产生大量的多环芳烃等致癌物可能污染食物。故此类加工食物含有致癌因素，若长期大量食用，患癌的概率会增加。

长期过多的盐分摄入会增加患胃癌的风险，因此，尽量选择低盐或无盐食品。我们日常炒菜时要注意减少食用盐量。

（4）水卫生，免烫食：若饮用水的水源不卫生，有污染（如含有某些化学元素、金属离子等），长期饮用，也有致癌风险，所以，饮水要清洁。食用过烫饮食，会对食管及胃黏膜造成损伤，久之也易癌变。

（5）忌烟酒，减肥胖：注意避免吸烟和过量饮酒，若长期大量吸烟、饮酒会增加胃癌的风险。过度肥胖与一些癌症（包括胃癌）有关，要均衡饮食和规律锻炼来维持健康的体重。

其他方面，要注意长期食用含过量防腐剂及添加剂的红肉及加工的肉类食物，如包装熟肉、香肠等，会增加患胃癌的风险。

总之，胃癌由多种因素导致，在饮食方面，不良的饮食习惯及长期幽门螺杆菌严重感染与胃癌的发病有关。

（周平红 张 杰）

40. 患胃癌的主要风险因素有哪些

胃癌的发病和以下一些因素相关：

（1）不健康的生活习惯：长期高盐、高脂肪、低纤维的饮食习惯，腌制食品和烟熏食品中的亚硝胺和多环芳烃等致癌物质也会增加胃癌的发生风险。不健康的作息，如熬夜、精神压力大、生活节奏快等，也会增加胃癌的发生风险，再加上很多人熬夜时喜欢吃夜宵，这些食物在胃里停滞，会促使胃液大量分泌，容易导致胃黏膜糜烂、溃疡等，增加患胃癌的风险。

（2）幽门螺杆菌感染（Hp 阳性）：可造成胃黏膜慢性炎症，长期慢性炎症会导致胃黏膜出现异常细胞增殖，从而增加患胃癌的风险。

（3）慢性胃病及癌前病变：大部分胃癌患者都曾经得过胃病。容易发展为胃癌的胃部疾病包括慢性胃炎、胃溃疡、胃息肉，还有胃切除术后可能发生残胃癌。若出现黏膜萎缩、肠化生、异型增生等癌前病变就要密切随访胃镜检查，警惕胃癌发生。

（4）饮酒与吸烟：长期饮酒、吸烟是诱发胃癌的危险因素。乙醇和烟草中的有害物质会经血液循环到达胃部，对胃黏膜产生刺激和损害，增加患胃癌的风险。

（5）肥胖和缺乏运动：肥胖和缺乏运动与胃癌的发病率升高有关。肥胖会导致慢性炎症和胃黏膜受损，增加患胃癌的风险。缺乏运动则会导致身体代谢紊乱和免疫功能下降，增加胃癌发生的风险。因此，保持适当的体重和进行适量的运动是预防胃癌的重要措施之一。

（6）遗传：如果家族中有胃癌患者，那么近亲属患胃癌的风险增加。故家族中有胃癌患者，其他人员应定期进行胃癌的筛查和监测，以早期发现和治疗胃癌。

建议胃癌高危人群每 1～2 年做 1 次胃镜检查，非高危人群建议 45 岁开始做 1 次胃镜检查，若无异常发现，之后每 3～5 年做 1 次胃镜检查即可。

（张　瑜）

41. 胃食管反流病是否会增加患胃癌的风险

胃食管反流病（GERD）是指胃内容物反流至食管引起的不适症状和并发症，其本身通常不会直接导致胃癌，但它可能与胃癌的发展存在一定关联。

　　GERD 与胃癌之间的关联主要存在于以下方面：

　　(1) 巴雷特(Barrett)食管：长期存在的胃酸反流可能导致食管黏膜发生变化,使其类似于胃黏膜,这种病变称为巴雷特食管。巴雷特食管是食管癌发展的前期病变之一。虽然食管癌与胃癌不同,但巴雷特食管的存在增加了患食管癌的风险,而食管癌本身与胃癌存在一定的关联。

　　(2) 食管黏膜损伤和炎症：长期的胃酸反流可能引起食管黏膜的损伤和炎症,这在某种程度上增加了患胃癌的风险,尤其是对于那些长期存在食管反流且未经治疗的患者。

　　虽然存在一定的关联,但绝大多数患有 GERD 的人并不会发展成为胃癌或食管癌。然而,对于患有 GERD 的个体来说,积极管理和治疗非常重要,以减少黏膜损伤和相关并发症的风险。此外,对于存在巴雷特食管或其他高风险因素的患者,定期的随访和检查也非常重要,以及时发现并治疗任何进展或并发症。

　　因此,如果有 GERD 的症状,如胃灼热(烧心)和反流等,建议及时就医,通过改善生活方式和药物治疗来控制病情。如果病情严重或持续不改善,可能需要进一步的检查和治疗,以降低患胃癌的风险。

（吴　琚）

42. 胃癌的遗传因素有哪些

　　胃癌的发生是一个多因素、多步骤的复杂过程,90%以上的胃癌属于散发性胃癌,但有 5%～10% 的胃癌存在家族聚集倾

向,而有 3%～5% 的胃癌存在遗传性癌症易感性综合征。目前已知与胃癌遗传相关的因素如下:

(1) 遗传性胃癌综合征:这是一种罕见的遗传性疾病,包括遗传性弥漫性胃癌(HDGC)、林奇(Lynch)综合征、幼年性息肉综合征、黑斑息肉综合征、利 - 费劳梅尼(Li - Fraumeni)综合征及家族性腺瘤性息肉病(FAP)等,患者携带特定的基因突变,如 *CDH1* 基因突变,使得他们患胃癌的风险显著增加。

(2) 家族聚集性:胃癌有时会在家族中聚集出现,这可能与共同的生活习惯、饮食习惯及遗传因素有关。

(3) 基因多态性:某些基因的多态性可能影响个体对胃癌的易感性。例如,一些与 DNA 修复、炎症反应、细胞周期控制等相关的基因多态性,可能增加患胃癌的风险。

(4) 染色体不稳定性和微卫星不稳定性:某些胃癌患者存在染色体不稳定或微卫星不稳定的现象,这可能与遗传因素有关,导致基因组的不稳定和肿瘤的发生。

(5) 癌基因和抑癌基因的突变:癌基因的激活和抑癌基因的失活是肿瘤发生的关键步骤,这些基因的遗传变异可能导致患胃癌的风险增加。

值得注意的是,遗传因素只是胃癌发生的众多因素之一,其他如环境因素、生活习惯(吸烟、饮酒、饮食习惯)等也在胃癌的发生中扮演重要角色。

(周　影)

43. 定期做胃镜检查对预防胃癌有帮助吗

定期进行胃镜检查对预防胃癌有显著帮助。胃镜检查是一种直接观察胃内部黏膜状况的检查方法,可以早期发现胃部的异常变化(图2-2、图2-3)。如果是早期病变,一般B超、CT检查难以发现,而胃镜检查可以准确、直观地发现早期病变。因此,40岁以上者,如出现腹痛、腹胀、反酸、胃灼热等上腹部不适症状,并有慢性胃炎、胃黏膜肠化生、胃息肉等病变或肿瘤家族史的人群,建议定期做胃镜检查。其优点如下:

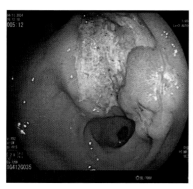
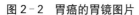
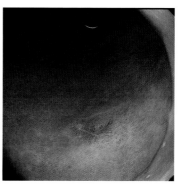

图2-2　胃癌的胃镜图片　　　图2-3　早期胃癌的胃镜图片

(1)早期发现病变:胃镜检查可以观察到胃黏膜的微小变化,有助于早期发现胃癌前病变,如胃黏膜萎缩、肠化生等,这些病变如果不及时治疗,可能会进展为胃癌。

(2)活检:在胃镜检查过程中,如果发现可疑病灶,医生可以立即进行活检,取一小块组织进行病理学检查,以确定是否存在癌细胞。

(3)随访监测:对于有胃癌风险的人群(如有胃癌家族史、慢性胃炎、胃溃疡病史等),定期进行胃镜检查可以监测病情变化,及时发现和处理问题。

(4)治疗作用:胃镜不仅是一种诊断工具,还可以通过胃镜进行一些治疗操作,如切除小的良性肿瘤、止血等。

因此,对于高风险人群,定期进行胃镜检查是预防胃癌的重要措施之一。当然,保持健康的饮食及生活习惯也是预防胃癌的关键因素。

（周　影　孙益红）

44. 胃癌的诊断主要依赖哪些检查

常见的抽血检查有肿瘤标志物检测:癌胚抗原(CEA)、糖类抗原 19-9(CA19-9)、胃蛋白酶原等,但只能在一定程度上提供辅助诊断依据,而胃癌的诊断金标准就是胃镜检查＋病理活检。电子胃镜利用光纤的特性,把光线送到消化道内,通过对胃部情况的观察,医生可以做出初步诊断,判断病灶良性还是恶性,如有必要可以对病变组织进行活检病理检查。如发现可疑病变,进一步检查有助于评定肿瘤的分期,指导后续治疗方案的制定。

胃癌的诊断主要依据一系列的检查和评估,包括如下几项:

（1）病史和体格检查:医生会首先询问患者的病史,包括症状(如腹痛、消化不良、体重减轻等)、家族史(如胃癌或其他消化道肿瘤),以及个人生活习惯(如吸烟、饮酒)。体格检查中,医生可能会检查腹部是否有肿块或其他异常。

（2）胃镜检查:是诊断胃癌的金标准。通过胃镜,医生可以直接观察胃内部的情况,并在必要时进行活检,取得组织样本进行病理学检查。

（3）上消化道钡餐造影:这是一种使用钡剂和 X 线来检查胃和十二指肠病变的检查方法。虽然它的诊断准确性不如胃镜,但它可以帮助评估胃的形态和功能。

(4) CT 检查:可以提供关于胃癌的大小、位置,以及是否已经扩散到其他器官(如肝脏、淋巴结、腹膜等)的信息。

(5) 超声内镜检查(EUS):这种检查结合了内镜和超声波技术,可以更准确地评估胃癌的深度和是否侵犯邻近的组织或淋巴结。

(6) 正电子发射体层成像(PET):可以帮助医生评估肿瘤的代谢活性,并检查是否有远处转移。

(7) 血液检测:包括肿瘤标志物(如 CEA、CA19 - 9)的检测,但这些标志物的特异性不高,通常用于辅助诊断和术后随访。

(8) 腹腔镜检查:在某些情况下,可能需要进行腹腔镜检查,以直接观察腹膜和肝脏表面是否有转移灶。

(周 影 田建利)

45. 胃癌的生物标志物有哪些

胃癌的生物标志物有很多,可以用于诊断、临床分期、评估治疗效果、筛查术后复发等。虽然临床常用的胃癌标志物有糖类抗原 72 - 4(CA72 - 4)、糖类抗原 12 - 5(CA12 - 5)、甲胎蛋白(AFP)、胃蛋白酶原(Ⅰ 或 Ⅱ)等,CEA 和 CA19 - 9 仍然是临床上辅助诊断胃癌最常用的生物标志物。

CEA 是临床诊断消化道肿瘤最广泛应用的标志物,也是消化道肿瘤肝转移独立风险因子,CEA 升高更多见于进展期胃癌。

CA19 - 9 最先在结肠癌中发现,是 E - 选择素的配体,表达于消化道上皮表面。CA19 - 9 一开始是作为消化道肿瘤标志物,然而它在很多肿瘤中表达,比如胰腺癌、胃癌。CA19-9 阳性的胃癌有一些特征,如多见于胃窦部胃癌,高分化,淋巴结和血管侵犯,淋巴结转移,更高的临床分期。CA19-9 和 CEA 联合检测胃癌复发,敏感性可以达到 87%。

CA72-4、AFP、CA12-5 也用于诊断胃癌。CA72-4 敏感性高于 CEA,但是假阳性较多,应用价值有限。AFP 阳性的胃癌常见于高分期的胃癌,并且容易发生肝转移。CA12-5 经常与胃癌的腹膜扩散有关。胃癌术后患者如果 CA12-5 异常升高,常提示腹膜扩散。

非编码调节性 RNA 的失调可能导致癌症的发生和发展。一类小分子 RNA,称为微 RNA(miRNA),是长度为 18~24 核苷酸的非编码 RNA 片段,其功能是结合其靶基因的尾部,并通过干扰靶基因翻译来调节其表达。miRNA 在调节细胞增殖、分化、迁移和侵袭的几个生物学过程中起着关键作用。有研究显示,miRNA 的表达谱显示了这些小的调节 RNA 在包括胃癌在内的不同癌症中的独特特征。一项基于 miRNA 综合表达谱分析的研究表明,在外周血中观察到两种潜在生物标志物(miR-331 和 miR-21)的高表达,可能是胃癌的诊断生物标志物。

长链非编码 RNA(lncRNA)是长度超过 200 核苷酸序列,可起致癌或抑癌作用。lncRNA 经常以疾病或发育特异性的方式表达,因此具有作为生物标志物的潜力。最近我国学者研究发现,一个长链非编码 RNA(GClnc1)在胃癌组织和血液中高表达,可以作为胃癌生物标志物。

（冯　珍　金　飞）

46. 胃癌如何进行分期

　　胃癌的发展过程,就是从早期到中期,再到晚期的过程。在临床上,可以粗略地把胃癌分为两类:早期胃癌与进展期胃癌(图2-4)。早期胃癌,此期还局限在胃的黏膜上,而进展期胃癌,就是癌组织已经突破黏膜下层,胃癌细胞已经在胃内深深地"安营扎寨",甚至已经沿着淋巴管、血管,跑到了淋巴结和别的脏器,患者可能会感到疼痛、不适或者出现肿瘤出血等。临床应用最为广泛的是 TNM 分期法,根据 T、N、M 的不同组合,可将胃癌划分为 I 期、II 期、III 期和 IV 期,其主要依据是肿瘤浸润深度、淋巴结及远处转移情况。T 代表原发肿瘤浸润胃壁深度,T_1是肿瘤侵犯到固有层黏膜层和黏膜下层,T_2是肿瘤浸润到固有基层,T_3是肿瘤浸润浆膜下结缔组织,但没有侵犯周围腹膜或邻近结构,T_{4a}是肿瘤侵犯到浆膜,T_{4b}是肿瘤侵犯附近组织或脏器。N 代表局部淋巴结转移情况,N_0表示没有淋巴结转移,N_1是指 $1\sim2$ 个区域淋巴结转移,N_2是指 $3\sim6$ 个区域淋巴结转移,N_3是指 7 个以上区域的淋巴结转移。M 则代表肿瘤远处转移情况,M_0表示无远处转移,M_1表示有远处转移。

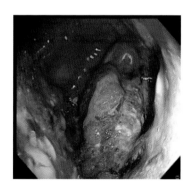

图2-4 进展期胃癌

（冯 珍 嵇贝纳）

47. 胃癌的常见治疗方法有哪些

　　胃癌通常有手术、化疗、放疗、生物靶向等治疗方法。根据肿瘤病理学类型及临床分期，应结合患者一般状况和器官功能状态，合理地应用这些治疗手段，以达到根治或最大幅度地控制肿瘤，延长患者生存期，改善生活质量的目的。早期胃癌且无淋巴结转移证据，可根据肿瘤侵犯深度，考虑内镜下治疗或手术治疗，术后无需辅助放疗或化疗。局部进展期胃癌或伴有淋巴结转移的早期胃癌，应当采取以手术为主的综合治疗。根据肿瘤侵犯深度及是否伴有淋巴结转移，可考虑直接行根治性手术，或术前先行辅助化疗，之后再考虑根治性手术。成功实施根治性手术的局部进展期胃癌，需根据术后病理分期决定辅助治疗方案（必要时考虑辅助化、放疗）。复发或转移性胃癌应当采取以药物治疗为主的综合治疗手段，在恰当的时机给予姑息性手术、放疗、介入治疗、射频治疗等局部治疗，同时也应当积极给予镇痛、支架置入、营养支持等最佳支持治疗。

　　（1）内镜治疗：早期胃癌的治疗方法包括内镜下切除和外科手术。与传统外科手术相比，内镜下切除具有创伤小、并发症少、恢复快、费用低等优点，5 年生存率可超过 90%。内镜治疗技术包括内镜黏膜切除术（EMR）和 ESD，而 ESD 是目前指南推荐的早期胃癌内镜下治疗的标准手术方式。ESD 是根据不同部位、大小、浸润深度的病变，选择使用特殊的电切刀，如 IT 刀、Dual 刀、Hook 刀等，内镜下逐渐分离黏膜层与固有肌层之间的组织，最后将病变黏膜及黏膜下层完整剥离的方法。

　　（2）手术治疗：是胃癌的主要治疗手段。胃癌手术分为根治性手术与非根治性手术。根治性手术又分为标准手术、改良手术和扩大手术,非根治性手术分为姑息性手术、减瘤手术等。

(3) 化疗:分为姑息化疗、辅助化疗、新辅助化疗和转化治疗。常用化疗药物有:5 -氟尿嘧啶、卡培他滨、替吉奥、顺铂、奥沙利铂、紫杉醇、多西他赛、白蛋白紫杉醇、伊立替康、表柔比星(表阿霉素)等,化疗方案可二联或三联。不论哪种化疗方案,均需严格掌握临床适应证,排除禁忌证,要在肿瘤内科医生的指导下进行。姑息性化疗适用于全身状况良好、主要脏器功能基本正常的无法切除、术后复发转移或姑息性切除术后的患者,其目的是为了缓解肿瘤导致的临床症状,改善生活质量及延长生存期。辅助化疗适用于 D2 根治术后病理分期为 Ⅱ 期及 Ⅲ 期者。新辅助化疗适用于无远处转移的局部进展期胃癌($T_{3/4}$、N+)。而转化治疗是对于初始不可切除但不伴有远处转移的局部进展期胃癌患者,可考虑化疗,或同步放化疗,争取肿瘤缩小后转化为可切除。

(4) 放疗:分为术前放疗、术后放疗、晚期癌症的减症放疗等。

(5) 靶向治疗:常用药物有曲妥珠单抗、阿帕替尼等。

(6) 免疫治疗:随着免疫抑制剂的广泛应用,程序性死亡蛋白- 1(PD - 1)单抗在晚期胃癌联合化疗中的应用越来越广泛。

(7) 介入治疗:胃癌介入治疗主要包括针对胃癌、胃癌肝转移、胃癌相关出血,以及胃出口梗阻的微创介入治疗。

(8) 中医药治疗:对于高龄、体质差、病情严重而无法耐受西医治疗的患者,中医药治疗可以作为辅助的治疗手段。它有助于改善手术后并发症,减轻放、化疗的不良反应,提高患者的生活质量,对于早期发现的癌前病变(如慢性萎缩性胃炎、胃腺瘤型息肉、残胃炎、胃溃疡等)也可选择中医药治疗,可延缓肿瘤的发生。

（9）支持治疗：胃癌支持治疗的目的在于缓解症状、减轻痛苦、改善生活质量、处理治疗相关不良反应、提高抗肿瘤治疗的依从性，主要针对出血、梗阻、疼痛、恶心或呕吐等常见躯体症状，以及睡眠障碍、焦虑、抑郁等心理问题。

（冯　珍　洪　静）

48. 内镜在胃癌治疗中的角色是什么

面对逐渐上升且年轻化的胃癌发生，我们也有了许多应对的武器。

（1）根治性手术：当胃癌势力尚弱，没有向远处转移，而患者身体状况尚好，可以耐受手术时，可以通过手术把胃癌从患者的身体里取出来，消灭掉。这是常规的外科手术治疗。

（2）内镜的治疗角色：ESD，早期胃癌根治。

胃癌患者需要承受身体、经济、心理精神等方面的痛苦，若是能够在早期，胃癌还没有搭上淋巴结的"顺风车"四处扩散时，我们可以借助内镜消灭胃癌——把内镜伸进胃里，用特殊的技术，比如 ESD，把早期胃癌完整地"扒拉"下来。这就是内镜在胃癌治疗中发挥的巨大作用。

（3）晚期胃癌改善生活治疗：当胃癌已经以压倒之势在患者身体里胡作非为，堵塞、压迫患者的胃肠道，带来巨大痛苦时，我们不能通过手术把胃癌全部清除，在一些出现胃肠道狭窄、功能受损的晚期胃癌患者中，通过内镜放置支架、扩张狭窄、放置营养管等方式，在一定程度上有助于改善患者的生活质量。

（张　瑜　杜　玲）

49. 胃切除术是如何进行的

胃切除手术是一种对抗胃癌的关键治疗方法,旨在彻底移除肿瘤及邻近的健康组织,防止疾病复发。手术适用情况与癌症阶段密切相关,而手术的类型则取决于肿瘤的具体位置和发展程度。

在胃癌的早期阶段,病变仅限于胃部的最表面(黏膜层)时,可以通过 ESD 清除肿瘤。这种方法是一种微创技术,通过内镜操作进行,避免了传统的开腹或者腹腔镜手术,能够保留消化系统的完整性和连续性,减少了患者的恢复时间和术后并发症的风险。医生将内镜由口腔插入进入胃部,利用内镜上的精密工具精确切除肿瘤及其周边少量的健康组织,以确保彻底清除癌细胞。完成切除后,肿瘤通过内镜从口腔取出,随后送往实验室进行病理分析,以确定肿瘤的类型和切除是否完全。

当肿瘤生长的范围超过胃部最表层,根据肿瘤的位置及分布范围,则需要采取胃部分切除手术或全胃切除手术。无论是移除全部还是移除部分胃组织,都可以通过开放式手术或腹腔镜手术来完成。在进行开放式手术时,外科医生会在腹部做一个大切口,通过这一切口移除患者的病胃。而腹腔镜手术则是在腹部做多个小切口。外科医生会通过其中一个切口插入带有照明和摄像头的器械(即腹腔镜),以此观察患者的内脏器官,并通过其他切口执行手术。

胃部分切除手术将移除受肿瘤累及的部分胃。这种手术通常适用于那些癌症尚未波及整个胃部的患者。其目的是保留尽可能多的正常胃组织,同时彻底切除肿瘤组织。

当胃癌位于胃的下端时,外科医生可能会移除多达 2/3 的胃部,这种手术被称为远端胃部分切除术。医生移除的胃具体部分取决于癌症的确切位置。此外,医生还会移除一部分固定胃部位置的薄膜组织(大网膜)。手术中,为了确保消化系统的正常运作,外科医生将重建患者的消化道,把小肠连接到剩余的胃部。

当肿瘤位于胃的上部,或者在胃与食管相连的区域时,可能需要进行近端胃部分切除手术。这种手术将移除胃的上部分及部分食管。在手术过程中,外科医生会保留胃的下 1/3,并将其重塑成一个管状结构。然后,医生将这个管状的胃部与剩余的食管重新连接起来。

如果肿瘤位于胃的中部,或者已经扩散到胃的大部分区域,则需要切除整个胃部。这种手术被称为全胃切除术。为了保持食物摄入和消化的能力,医生会在切除整个胃部后将食管与小肠连接起来,使患者在全胃切除术后仍能够进食。

在胃癌手术过程中,外科医生会详细检查胃部及其周围区域。医生会切除围绕胃部的所有淋巴结,以及沿着胃部主要血管的淋巴结。外科医生之所以要切除淋巴结,是因为它们可能含有从主要肿瘤部位扩散出的癌细胞。移除这些淋巴结有助于降低未来癌症复发的风险。这一步骤还能帮助医生判断化疗的效果如何,以及提供更多关于癌症扩散程度(分期)的信息。这些信息对于医生制定后续治疗计划至关重要。在实际操作中,外科医生切除的淋巴结数量可能因人而异。对于那些体质较差的患者,外科医生可能只会移除最靠近胃部的淋巴结。这种情况下,手术的侵入性可能会减少,以减轻对患者的整体负担。胃部分切除术和全胃切除术都是重大的手术,需要在全麻下进行。术后,患者可能需要调整饮食习惯,并可能需要补充特定的营养素,以适应胃容量减小或胃完全被移除后的新情况。在术后恢复期间,患者可能需要专门的营养支持,并可能会接受进一步的治疗,如化疗或放疗,以减少癌症复发的风险。

（王俊杰　沈　彪　马丽黎）

50. 化疗在胃癌治疗中的角色是什么

化疗在胃癌治疗中扮演重要的角色,主要有 3 个方面:①手术前或手术后的角色,以药物进行前辅助性或手术前后治疗,从而增加手术完整切除率;②手术后辅助性药物治疗,以减少术后肿瘤的复发,增加患者的存活率;③针对无法切除的局部晚期或转移性胃癌所进行的辅助治疗。

胃癌化疗包括单药治疗和联合治疗,常用化疗药物包括:①5-氟尿嘧啶(5-FU),是一种很常用的化疗药物,主要通过抑制 DNA 合成来杀死癌细胞;②铂类药物,如顺铂,主要是干扰癌细胞的 DNA 合成;③多柔比星,通过阻止癌细胞的有丝分裂来杀死癌细胞;④紫杉醇,主要用于破坏癌细胞的细胞膜发挥作用。目前以 5-FU 以及铂类药物组合治疗为主。

当前胃癌的常用治疗药物包括化疗药、靶向药与免疫抑制剂。临床上以化疗药物为基础,再加上靶向药物或免疫抑制剂相辅,形成抗肿瘤的治疗方案,以提高胃癌药物治疗的效果。

（黄　媛　杨　斌）

51. 放疗在胃癌治疗中的应用是如何的

放疗多应用于胃癌的综合治疗中。作为经典肿瘤治疗手段之一，放疗如今依然可以发挥重要的作用。在 2021 年美国临床肿瘤学会（ASCO）会议中提出把进展期胃癌术后行辅助放化疗作为术后治疗的"金标准"。

放疗可以通过高能射线或粒子束的照射杀灭癌细胞，阻止其生长和扩散。放疗可用于手术前的辅助治疗，以缩小肿瘤大小，提高手术切除的可行性；放疗也可用于手术后的辅助治疗，局部复发患者的辅助治疗，清除残余的癌细胞。总体而言，放疗可以辅助缓解晚期胃癌患者的出血、梗阻、疼痛等一系列临床症状，改善其生活质量，延长生存期。

（黄　媛　杨　斌）

52. 胃癌的靶向治疗有哪些

靶向治疗，是在细胞分子水平上，针对已经明确的致癌位点（该位点可以是肿瘤细胞内部的一个蛋白质分子，也可以是一个基因片段）的治疗方式。

对于胃癌患者来说，靶向治疗常以靶向人类表皮生长因子受体-2（HER2）的药物为主。因为 HER2 高表达与胃癌的发生、发展关系密切，胃癌中 HER2 的阳性率为 $7.3\% \sim 20.2\%$。此类药物主要有曲妥珠单抗、帕托珠单抗。

还有一些作用于其他靶向位点的药物也被应用于胃癌的治疗中，如雷莫芦单抗，一种与血管内皮生长因子（VEGF）受体 2 具有高度亲和力的单克隆抗体，是继曲妥珠单抗之后第 2 个被批准用于晚期胃癌的分子靶向药物。

阿帕替尼是我国自主研发的一款口服小分子抗血管生成靶向药物，在指南中被列为胃癌三线治疗的唯一推荐药物。

还有其他的一些靶向治疗药物，如抗 CLDN18. 2 的 IMAB362、m‑TOR 抑制剂、表皮生长因子受体(EGFR)抑制剂、MET 通路抑制剂、PI3K 通路抑制剂、胰岛素样生长因子(IGF)家族，以及多聚腺苷二磷酸酯核糖聚合酶(PRAP)抑制剂，在胃癌靶向治疗中的作用目前均在研究阶段，这些靶向药物将来有望同样为晚期胃癌患者带来获益。

　　　　　　　　　　　　　　　　　　（黄　媛　杨　斌）

53. 免疫治疗在胃癌治疗中的最新进展是什么

　　免疫治疗指的是通过各种手段增强机体自身的抗肿瘤免疫反应，从而控制与清除肿瘤的一种治疗方法。肿瘤免疫治疗包括免疫检查点抑制剂(ICI)、肿瘤疫苗、细胞过继免疫治疗、治疗性抗体等。PD‑1/PD‑L1 与细胞毒性 T 淋巴细胞相关抗原 4 (CTLA‑4)代表两个可靶向的免疫检查点。免疫检查点抑制剂被开发用于阻断配体与检查点受体的结合，并重新激活人类细胞免疫反应(图 2‑5)。胃癌中的免疫治疗目前主要集中于免疫

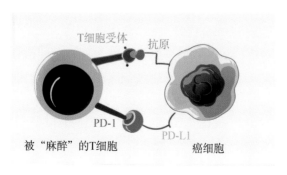

图 2‑5　免疫治疗

检查点抑制剂。免疫治疗自在胃或胃食管结合部癌（GC/GEJC）探索以来，联合化疗和/或靶向治疗给不可切除晚期或复发 GC/GEJC 的治疗提供了新的选择。而肿瘤异质性是免疫治疗疗效存在个体差异的原因。通过包括肿瘤免疫综合阳性评分（CPS）、Epstein-Barr 病毒（EBV）状态、DNA 错配修复缺陷（dMMR）或微卫星高度不稳定（MSI‑H）状态在内的一些生物标志物，可以部分识别能够从抗 PD‑1/PD‑L1 免疫治疗中获益的患者。也有研究表明幽门螺杆菌感染可能影响抗 PD‑1/PD‑L1 免疫治疗疗效。

2024 版中国临床肿瘤学会（CSCO）胃癌指南也进一步更新了免疫治疗在进展期胃癌中的作用。目前，帕博利珠单抗＋曲妥珠单抗＋奥沙利铂联合卡培他滨（XELOX 方案）或顺铂联合 5-氟尿嘧啶（PF 方案），或曲妥珠单抗联合奥沙利铂或顺铂＋5-氟尿嘧啶或卡培他滨是 HER2 阳性晚期胃癌的标准一线治疗选择。纳武利尤单抗＋伊匹木单抗方案对复发性或转移性 MSI‑H 型 GC/GEJC 的患者有一定疗效。免疫疗法也可联合 VEGF 或 VEGF 受体抑制剂在晚期胃癌中发生作用。此外，还有关于纳武利尤单抗和其他免疫检查点抑制剂联合应用的报道。联合免疫治疗可能提升疗效，但同时不良反应发生率也会升高，仍需进一步研究探索。

虽然免疫检查点抑制剂已被批准为癌症晚期治疗的药物，但适用人群有限，疗效不尽如人意；但随着对胃癌分子分型和肿瘤微环境研究的不断加深，免疫治疗将会更加个体化，疗效也更加确切。

（冯　珍　程中华）

54. 胃癌治疗的综合管理包括哪些方面

　　胃癌治疗的综合管理原则是全程、规范、个体化、精准化。对胃癌各期诊治进行多学科团队（MDT）会诊，通常由普外科、肿瘤内科、放疗科、内镜科、病理科、影像科及胃癌基础研究等成员组成（图2-6）。胃癌的治疗以手术治疗为主，包含内镜、腹腔镜、机器人手术和开腹手术等。胃癌综合治疗措施有化疗、靶向治疗、免疫治疗、放疗。方案一般以化疗为主加上1种或2种其他治疗方法。比如化疗加靶向治疗、化疗加放疗和免疫治疗等。化疗药物主要为氟尿嘧啶类、铂类和紫杉类药物等。靶向药物主要有抗HER2的曲妥珠单抗和抗VEGFR2的阿帕替尼。免疫检查点抑制剂包括帕博丽珠单抗等。

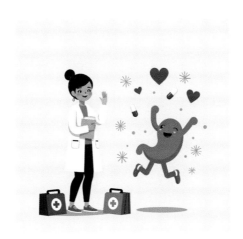

图2-6　综合治疗

胃癌综合治疗根据时机不同分为：①术后辅助治疗，减少术后复发、转移。方案推荐氟尿嘧啶类药物联合铂类的两药联合方案。有些患者则需要术后放化疗方案。②术前新辅助治疗，使肿瘤降期达到根治性手术效果。选择 3 种药或 2 种药联合化疗，可选方案有 SOX、FLOT4、DOS、XELOX、FOLFOX 等。也有应用新辅助放化疗或者放化疗之外联合分子靶向药物或免疫检查点抑制剂的方案。一般不超过 3 个月，均应行 MDT 讨论个体化治疗方案。③对于没有手术机会的综合治疗称为姑息性治疗。如果合并肿瘤相关消化道梗阻、梗阻性黄疸等，可于内镜下置入鼻-空肠营养管、支架，以及胃肠道短路手术、局部姑息放疗、射频消融、腹腔灌注等。另外，需要特别关注患者营养状况的维持、并发症的防治，以减轻患者的痛苦，延长寿命

（冯　珍　王韶英）

55. 胃癌患者术后护理有哪些注意事项（视频 3）

　　（1）术后疼痛：疼痛是很多人畏惧手术的重大原因，"无痛神器"自控静脉镇痛泵可以帮忙，使用简单。医生会设定好基础量，感到疼痛时，按一下按钮追加一点剂量，以减少疼痛、保障休息、加快康复。

　　（2）术后活动：术后 6 小时，体位换成半卧位或者侧卧位，在床上做一些翻身及四肢活动。

　　术后第 1 天，在自身情况允许的情况下，可以尝试下床活动。

　　术后第 2 天，逐渐增加站立、走动以及如厕等活动。

　　以上视病情调整活动量大小。

（3）术后管道：术后留置胃管持续引流出胃肠道的积气、积液，有促进胃肠道功能恢复的作用。

要保护好患者身上的这根"小管子"哦，这胃管对患者术后的顺利康复很重要！

卧床休息及下床活动时要固定好引流袋，不要打折、不要牵拉。引流袋位置要低于引流口，避免引流液反流而造成感染（图2-7）。

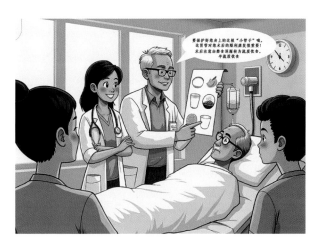

图 2-7 术后护理、饮食指导

胃管内引流出的液体术后 24 小时内为暗红色；24 小时后逐渐变成黄绿色或者草绿色，证明液体中含有胆汁，说明身体正在逐步恢复。

（4）术后饮食：胃癌术后饮食总的原则宜少食多餐、由稀到干、细嚼慢咽；清淡细软易消化，不要急于求成。术后从流质过渡到半流质饮食、软食至普食阶段（图2-8）。

1）术后禁食期：手术后 1～3 天内，靠静脉供给营养和水分来维持机体需要。

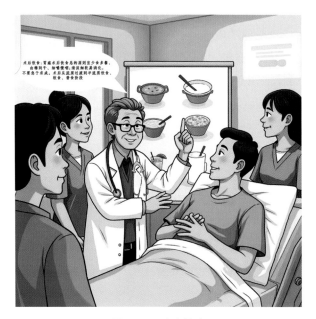

图 2-8　注意饮食

2）术后流质饮食期：术后第 4 天给清流质饮食（如米汤等），每次 100～200 毫升。

3）术后半流质饮食期：大约术后第 10 天开始可进食易消化的少渣食物（如大米粥、面条、面片等）。

4）术后软食饮食期：一般从术后第 3 周开始可以进食软食（如软米饭、发糕、馒头、各种嫩菜等），忌食含纤维素较多的蔬菜，忌食油煎炸食品。

（5）术后用药：术后按医嘱用药，不要擅自服用其他药物，在合并用药前应咨询医生或药师。

（6）术后康复：①适当锻炼有助于康复。术后半年尚未彻底恢复时，可以采用散步、慢跑、打太极拳、球类运动方式进行锻炼,促进肠胃蠕动,帮助消化食物,增强体质、增强抗病能力。
②定期复查、定期检测。术后复查时间,术后 2 年内,每 3 个月
复查 1 次;术后 3～5 年,每 6 个月复查 1 次;术后 5 年后,每年复
查 1 次。

　　若身体出现异常情况,需及时到医院复查。

　　总之,要调整心态、乐观面对,保持良好的心
态至关重要,树立战胜疾病的信心。

视频 3

（郭　琦　薛效强　陈金星）

56. 胃癌患者的生活质量如何提高

　　胃癌的治疗旅程不仅是对身体的挑战,也是一场心理和情
感上的考验。对于那些经历了胃切除术的患者来说,保持健康
的体重往往变得更加困难。他们可能会因食欲减退或消化系统
的效率降低而难以摄取足够的营养。因此,实施一系列综合干
预措施变得至关重要。这些措施包括支持性照护、缓和治疗、
康复服务,以及临终关怀,均需由跨学科专业团队共同协调
实施。

　　胃切除术是一个大手术,可能对健康产生长远影响。许多
患者在接受胃切除术后发现很难保持健康的体重,这可能是由
于食欲减退或消化系统无法从食物中吸收养分所致。建议患者
可以少食多餐,每次吃小分量的饭菜,增加用餐频率。均衡的饮
食对于改善胃癌患者的营养状况至关重要。各种水果、蔬菜、全
谷物、优质蛋白质和健康脂肪有助于提高患者的营养水平。选
择富含非饱和脂肪酸的油类,多喝水,每天食用多样化的水果和
蔬菜,以高纤维的食物为餐食基础,摄入乳制品、豆类、鱼类、鸡

蛋、肉类和其他的蛋白质来源，都有助于提升能量水平。同时应避免加工过的肉类、红肉、乙醇饮料，以及油炸和含糖食物。通过这样均衡的饮食结构，可以满足身体日常所需的各种营养，减少不健康食品的摄入，能够为身体提供必要的水分和营养，以支持更健康的生活方式，有效地增强体力和活力。患者可以制作膳食日记，记录自己日常的饮食情况，并且记录哪些类型的食物能够接受，哪些不能。此外，为了确保患者获得充足的营养，可以使用营养补品，如蛋白质奶昔或口服营养补充剂。胃切除可能导致患者无法从正常饮食中吸收足够的维生素和矿物质，因此建议额外补充钙、铁、维生素 D 和 B 族维生素。可以咨询专业的营养师，以帮助患者调整饮食习惯，维持体重。

身体的恢复需要时间和耐心。患者在接受治疗后可能感到疲惫和情绪化，因此，充足的休息至关重要。如果身体允许，应鼓励适度的活动。重要的是，患者需要善待自己，并寻求必要的支持。不吸烟、避免二手烟、定期锻炼和健康饮食是建立健康生活基础的关键。

疲劳是胃癌患者中普遍存在的症状，可能是由癌症本身或治疗引起的。胃切除是一项重大手术，需要一段时间才能恢复，术后几周内感到疲倦是正常的。保证充足的睡眠、健康饮食和继续保持日常的活动可以减轻疲劳。体力活动可以帮助缓解与癌症相关的疲劳。推荐患者进行个体化的中等强度有氧运动，如散步、慢跑、做瑜伽等。运动时要避免过度劳累和受伤。

最后，不容忽视的是胃癌患者的心理健康。负面情绪如焦虑和抑郁可能会降低生活质量。因此，心理咨询、认知行为疗法和放松训练之类的正向心理干预极为重要，有助于提升患者的心理适应能力和整体状态。

整合这些关怀策略,胃癌患者及其家人可以通过多方面的支持为康复之路导航。营养师、物理治疗师、社会工作者、心理咨询师,以及宗教和传统中医等,都是这个支持网络中的关键部分。通过这种多角度干预,不仅在医学上对抗癌症,更为患者提供了全面的支持,帮助他们恢复和优化生活质量。

(王俊杰 沈 彪 马丽黎)

57. 胃癌术后的饮食调整建议是什么

首先,饮食过渡要循序渐进。手术后胃肠功能暂时受抑制,需要从禁食开始,逐步过渡到流质、半流质、软食,最后达到普通饮食。一般术后第 3～4 天,待腹部不适症状消失,饥饿感出现,即可尝试流质饮食。之后每个阶段至少尝试 3 天,确保不出现恶心、呕吐、腹胀、腹泻、腹痛等不适,才可进入下一饮食阶段。术后 2～3 周可逐步过渡为普通饮食,建议每餐 8 分饱,每日 5～6 餐。

其次,饮食内容要合理搭配。胃癌术后的饮食应该以高蛋白质、高热量、易消化的食物为主,如鱼虾、家禽瘦肉、豆制品等。主食以精米面为主,可适当添加 1/3 的杂粮。多摄入新鲜蔬果。另外,胃癌术后易发生缺铁性贫血,饮食中应注意补铁,可多选择瘦肉、动物血和内脏、蛋黄,以及绿叶蔬菜、芝麻酱等富含铁的食物。

再次,进食方式要科学合理。胃癌术后胃容量减小,建议采取少量多餐的方式。除 3 餐外,可添加 2～3 次餐饮,选择肉汤、鱼汤、酸奶、蛋羹、藕粉等易消化的食物。进食时细嚼慢咽,避免暴饮暴食,以免加重胃肠负担。

最后，饮食禁忌也需牢记。烟熏、腌制、油炸、生冷、坚硬、刺激性强的食物要尽量避免，以免刺激脆弱的胃肠黏膜，加重不适症状。总之，胃癌术后饮食调整需遵医嘱，循序渐进，科学搭配，定时定量。同时养成良好的进食习惯，避免饮食禁忌。如有不适，应及时咨询医生，调整饮食方案。相信通过合理的饮食调理，定能促进康复，提高生活质量。

（刘歆阳）

58. 胃癌复发的常见征兆有哪些

胃癌术后复发可表现为消化系统症状，如反复腹痛、胀气、恶心、呕吐、嗳气、反酸、食欲不佳等消化不良的症状，需及时做胃镜检查；腹部、腹壁出现不明原因的包块，多为质硬不可移动的包块，有呕血、黑便、腹胀、腹围增加的情况需要及时安排腹部CT检查。

另外，胃癌术后复发可发生远处转移，如转移到肺、骨、肝脏等；如复发的肿大淋巴结压迫胆管或转移到肝脏，可表现为右上腹痛，肝区不适，甚至皮肤、巩膜黄染；骨转移可表现为腰背痛等全身多处骨痛；肺转移早期可能没有症状，后期可表现为反复咳嗽、咳痰、胸闷、气短、呼吸困难等。

此外，出现全身症状如不明原因的消瘦、乏力、发热，需考虑肿瘤复发的情况。

因此，胃癌术后需规律复查CT、胃镜和肿瘤标志物，出现上述征兆时要及时就诊，完善相关检查，及早发现胃癌复发。

（冯　珍　余金玲）

59. 如何缓解胃癌患者的疼痛和不适

（1）疼痛管理：定期对患者进行疼痛评估，了解其疼痛程度和特点，根据疼痛评估结果，合理使用镇痛药物，包括口服药物、贴剂、注射剂等，根据需要进行调整和联合应用。如果疼痛可以忍受，不影响正常的生活和工作，则可以在医生的指导下服用普通的止痛药，如阿司匹林、布洛芬等非甾体抗炎药等。如果出现持续性的疼痛，而且睡眠已经受到了影响，食欲也有所减退，则要配合使用有强烈镇痛作用的药物，如布桂嗪（强痛定）、可待因、曲马多等；如果疼痛程度继续加剧，使用普通的止痛药没有效果，则要使用强效阿片类药物。

（2）营养支持：制定个性化的饮食计划，提供营养丰富的食物和补充剂，确保患者的营养需求得到满足。胃癌患者可以选择低脂、低纤维、易消化的食物，同时避免辛辣、油腻和刺激性食物。分多次进食，避免大量进食，可以减轻胃部不适感。

（3）心理支持：胃癌患者常常会感到焦虑、紧张或抑郁，这可能加重疼痛和不适。提供心理支持和心理治疗可以帮助患者缓解心理压力，让他们感到被理解和关心，从而帮助他们更好地面对困难和挑战，减轻疼痛感。

（4）物理疗法：胃癌患者可以尝试物理疗法，如按摩、针灸、理疗或冷敷、热敷，以改善血液循环、减轻肌肉紧张和疼痛感。

（5）缓解症状：针对晚期胃癌患者常见的症状（如恶心、呕吐、食欲减退、便秘等），采取相应的护理措施，如使用抗恶心药物、改变饮食习惯、给予轻度泻药等。

重要的是，胃癌患者应该与医生密切合作，根据具体情况制定个性化的疼痛管理计划,提高生活质量。

(冯　珍　谷　硕)

60. 胃癌患者的心理健康支持有哪些

　　胃癌患者面临长期恶心、呕吐、上肢疼痛、吞咽困难等症状,甚至有胃肠道出血等,生活质量受到显著影响。此外,患者可能担心患病情况、治疗效果及财务能力等,更容易发生焦虑、抑郁和其他无意识的心理状态。有研究表明,患者产生的负面情绪不仅会让患者本身心情低落,甚至影响到身体状况和疗效。心理问题在抗击癌症之中起着较为重要的作用。然而,现今对于胃癌治疗后患者的心理咨询仍不足。为此,我们应该积极探寻利用心理干预来改善胃癌患者的心理状态,以达到积极的健康促进效果,产生正向的社会服务效应。

　　对于胃癌并且疑似有心理障碍的患者,可以采取分层心理干预。

　　(1)不干预:此级干预措施主要旨在使心理状态良好的患者建立良好的思想、行为和生活方式。医生通过经常性地宣传一些心理科普文章、短视频,指导患者正确面对疾病,提高应对技巧,弥补对肿瘤知识的不足,并鼓励患者相互讨论、相互分享等,并适当组织一些心理保健的线上讲习,加强资料管理,促进患者培养积极健康的生活方式。

　　(2)预防性干预:此级干预主要针对心理障碍的高风险患者进行。在此群体中经常组织线上宣传教育,讲述成功康复的案例,提供信息支持,让患者建立积极战胜病魔的信心;定期对此群体进行心理健康调查,实时动态观察,定期开展线下回访和病友茶话会,监测患者的心理变化过程。

(3)治疗性心理干预:此级主要运用心理治疗的手段对已经患有心理障碍的人进行临床干预。帮助此群体联系专业的心理治疗机构进行心理治疗;若怀疑有精神疾病应及时到精神科进行治疗,如心理药物治疗、认知行为疗法、支持-表达式干预等。

积极的心态可以帮助胃癌患者更好地应对疾病压力,提高生活质量并促进康复。同时,患者应与医护团队合作,积极参与治疗和康复过程。虽然治愈胃癌的道路可能艰辛,但要相信自己可以战胜疾病,重拾健康与生活的快乐!

(成 婧)

61. 胃癌治疗研究的最新趋势是什么

(1)免疫治疗的应用与拓展:近年来,以免疫检查点抑制剂为代表的免疫治疗在胃癌治疗中取得了显著进展。例如,CheckMate-649研究显示了免疫治疗在晚期胃癌中的显著优势,通过联合化疗,显著延长了患者的生存期。此外,免疫疗法在围手术期胃癌治疗中的应用也在不断扩大,包括dMMR和错配修复完整(pMMR)型胃癌的免疫治疗等。

(2)HER2阳性胃癌治疗的新突破:新药德曲妥珠单抗(T-DXd)大幅提高了抗HER2治疗上的上限,为HER2阳性胃癌患者提供了新的治疗选择。T-DXd已纳入CSCO胃癌指南,预示着胃癌治疗格局的巨大变化。

(3)靶向CLDN18.2疗法的探索:全球范围内针对CLDN18.2的靶向疗法在晚期胃癌中的研究正在积极推进中,包括单抗、双抗、抗体药物偶联物(ADC)、嵌合抗原受体T细胞免疫疗法（CAR‑T）等多种主流方案，这些研究为胃癌治疗提供了新的可能性。

（4）综合治疗策略的完善：胃癌治疗不再是单一手段的应用，而是多种治疗手段的综合应用，包括手术、放疗、化疗、靶向、免疫治疗等多种手段的结合，以最大限度地提高治疗效果和患者的生存质量。

（5）个体化与精准医疗的推进：此在胃癌治疗中的应用越来越广泛，包括基于基因检测和分子分型的个体化治疗方案制定，以及针对特定靶点的精准治疗等。

总的来说，胃癌治疗研究的最新趋势呈现出多元化、综合化和精准化的特点，这些新的研究方向和策略为胃癌患者提供了更多的治疗选择和希望。然而，这些新的治疗方法和策略还需要进一步临床验证和长期观察，以确保其安全性和有效性。

（冯　珍　李晨露）

62. 胃癌患者的康复训练包括哪些

胃癌患者的康复训练是非常重要的，它不仅有助于恢复身体功能，还能提高患者的生活质量。以下是一些建议的康复训练方法：

（1）呼吸系统锻炼：

1）扩胸运动：有助于增强胸部的肌肉力量，促进呼吸。深呼吸可以帮助提高肺活量，改善肺功能。

2）腹式呼吸：通过收缩和放松腹部来锻炼呼吸肌，增强呼吸功能。

（2）运动系统锻炼：

1）散步、慢跑：这些有氧运动可以提高心肺功能，增强体力和耐力。

2）打太极拳、做瑜伽：这些运动可以锻炼身体的柔韧性和平衡能力，同时也有助于放松身心。

3）力量训练：如举哑铃、平板支撑等，可以增强肌肉力量，提高身体稳定性。

（3）消化系统锻炼：

1）按摩腹部：有助于促进胃肠蠕动，改善消化功能。

2）散步、慢走：这些运动可以促进胃肠道的血液循环，有助于食物的消化和吸收。

（4）柔韧性训练：

1）做瑜伽、打太极拳：这些运动可以提高身体的柔韧性，减轻肌肉紧张和疼痛。

2）关节屈伸、拉伸：有助于改善关节活动度，预防关节僵硬。

（5）日常生活管理：养成健康的生活习惯，如戒烟、戒酒、保持良好的进食习惯等。保持大便通畅，注意观察大便的颜色，如有异常及时就医。

（6）心理调整：胃癌会对患者造成很大的心理压力，家属和医护人员应给予患者足够的心理支持，帮助他们树立战胜疾病的信心。患者可以通过冥想、放松训练等方法来调整心态，减轻焦虑、抑郁等不良情绪。

需专业人员根据患者的具体情况制定合适的训练计划。在训练过程中，患者应遵循循序渐进的原则，避免过度劳累和过度运动。同时，患者还应保持积极乐观的心态，相信通过康复训练，一定能够恢复健康。

（冯 珍 荆佳晨）

63. 胃癌的预防策略有哪些

胃癌的预防策略如下：

（1）健康饮食：保持规律的饮食习惯，合理搭配食物营养，多吃新鲜蔬果，少吃腌制、烟熏、油炸等食品，减少食盐摄入量。

（2）控制幽门螺杆菌感染：幽门螺杆菌是胃癌发生的重要危险因素。幽门螺杆菌的检测和治疗有助于降低患胃癌的风险。

（3）戒烟限酒：吸烟和饮酒也是胃癌发生的危险因素之一。除了降低胃癌的风险，戒烟限酒也有助于改善整体健康状况。

（4）定期体检：定期进行胃镜检查，有助于及时发现并治疗胃癌前病变，降低患胃癌的风险。特别是高危人群，如 40 岁以上，患有萎缩性胃炎、胃溃疡等相关疾病者，生活在胃癌高发地，或者直系亲属中有消化道肿瘤患者等，都应定期进行胃镜检查。

（5）家族史调查：家族史是胃癌风险评估的一个重要部分。研究发现，具有胃癌家族史的个体患上胃癌的风险明显增加。通过家族史调查，可以筛选出高风险人群，从而进行针对性的预防，以便及时发现并治疗胃癌前病变和早期胃癌，提高患者的生存率和治愈率。另外，家族史调查有助于了解胃癌的遗传模式。通过调查家族中胃癌患者的疾病特征和基因突变情况，可以深入了解胃癌的遗传规律和发病机制，为基因治疗和精准医疗提供重要依据。

（张丹枫）

64. 幽门螺杆菌感染与胃癌有什么关系

幽门螺杆菌(Hp)是一种常见的细菌,感染全球范围内的人群。多年来,科学家一直在研究幽门螺杆菌感染与胃癌之间的关联。最近的研究揭示了这种感染与胃癌风险之间的密切联系。幽门螺杆菌感染是通过口腔或粪-口途径传播的。这种细菌可在胃内存活并引发慢性胃炎、胃溃疡及其他胃部疾病(图2-9)。虽然大多数感染者并不会发展成胃癌,但研究发现,与未感染者相比,携带幽门螺杆菌的人更容易患上胃癌。幽门螺杆菌感染可能通过多种机制增加胃癌风险。首先,细菌引发的持续慢性炎症可导致胃黏膜受损,并使细胞发生异常变化。其次,幽门螺杆菌感染还可影响胃内酸度,增加胃酸的分泌,进一步破坏胃黏膜的完整性。这些因素共同作用可能促进癌前病变的形成和发展。

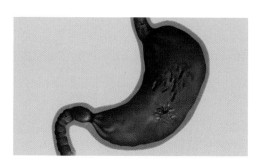

图2-9 胃内幽门螺杆菌形态

需要注意的是,并非所有感染幽门螺杆菌者都会患上胃癌。遗传因素、生活方式和其他环境因素也会影响胃癌发生的风险。

因此,减少胃癌风险的最佳策略是综合考虑多个因素,包括幽门螺杆菌感染的治疗和预防。幽门螺杆菌感染的早期诊断和治疗至关重要。如果怀疑自己可能感染了幽门螺杆菌,应尽早就医进行检测和确诊。治疗方案通常包括使用抗生素来清除感染,并采取预防措施,以降低患胃癌的风险。

总而言之,最新研究揭示了幽门螺杆菌感染与胃癌之间的关联,了解这种关联对于早期诊断、预防和治疗胃癌至关重要。有关幽门螺杆菌感染与胃癌发展机制之间的更深层次的联系,还有待进一步研究。

(冯　珍　唐　楠)

65. 如何进行胃癌的精准治疗(视频 4)

近年来我国胃癌患者 5 年生存率虽有所提高,但仍处于较低水平。随着医学的进步,胃癌的治疗正从传统的"千人一方"逐渐迈向个体化、精准化。胃癌的精准治疗基于胃癌的病理特征、分子分型及患者的遗传信息,制定针对性的诊疗方案,以实现最佳的治疗效果和最小的副作用。

(1)胃癌的精准诊断:精准治疗的基础是精准诊断,包括影像学检查、内镜活检、病理分析及分子检测。

1)影像学检查:CT、MRI 和 PET/CT 可明确肿瘤的位置、大小及是否有转移,为分期提供依据。

2)内镜检查:病理是胃癌诊断的金标准,通过胃镜活检获取组织样本,可进行病理学和分子检测。

3)分子分型:现代医学将胃癌分为 HER2 阳性、高度微卫星不稳定型(MSI - H)、EB 病毒相关型等亚型,为靶向和免疫治疗提供依据。

4）基因检测：检测驱动基因突变（如 *HER2*、*VEGFR*、*FGFR2* 等），指导靶向药物的选择。

精准诊断帮助全面了解病情，是制定个体化治疗方案的关键。

（2）胃癌精准治疗的主要手段：精准治疗结合多学科手段，根据患者的病情、分子特征和全身状况选择最佳方案。

1）手术治疗：

外科手术：是胃癌的主要治疗手段，也是目前能治愈胃癌的方法。精准治疗强调术前充分的影像学检查和病理分析，以准确评估肿瘤的分期、大小及侵袭程度，从而确定最佳的手术方案。手术方法的选择将根据病变的具体位置、肿瘤的分期，以及患者的整体健康状况等进行调整。

内镜下手术：对于局限在胃黏膜层的早期胃癌，EMR 和ESD 是常用的微创手术。这两种内镜下治疗方法能够去除病变组织，最大程度保留胃的功能，且对患者的创伤小，恢复快。

胃部分切除术：包括近端胃、远端胃和胃节段切除术。近端胃切除术需要切除病灶及其上部的胃（包括贲门），保留幽门。该手术适用于胃上部的肿瘤，并且可以保留一半以上胃的情况。远端胃切除术需要切除病灶及其下部的所有胃直至幽门，保留贲门，这一手术将切除超过 2/3 的胃；该手术适用于早、中期胃窦部和少数位于胃体下部的胃癌。胃节段切除术是指将胃的某一节段切除，通常适用于肿瘤位于胃中段 1/3 的早期胃癌患者。

全胃切除：切除的范围是从贲门至幽门的整个胃，适用于贲门胃底部癌、胃体癌，或胃癌直径较大者，范围较广，淋巴结转移较多的患者。

腹腔镜胃癌手术：腹腔镜手术作为一种微创手术方式，已逐渐被广泛应用于胃癌的治疗中。相较于传统的开腹手术,腹腔镜手术具有创伤小、恢复快、疼痛轻、住院时间短等优点,但手术方式的选择应由患者的情况及医疗团队的经验而定,需兼顾手术治疗的效果及安全性。

姑息性手术:指原发灶无法根治,针对由于胃癌导致的梗阻、穿孔、出血等并发症状而做的手术,如姑息性胃切除术、胃空肠吻合术、空肠造口术、穿孔修补术。

精准治疗中的手术治疗强调术前影像学评估、术中精确操作和术后综合治疗,以提高治疗效果并减少患者的术后不良反应。因此,对患者的术后监护和复发检测至关重要。

2)化疗:早期胃癌可通过手术治疗治愈,进展期胃癌治疗的重要手段是化疗。化疗适用于局部晚期、转移性胃癌及手术后高危患者。尤其是胃癌合并转移的患者,化疗是重要的治疗手段。精准治疗是通过化疗药物的个体化选择,依据肿瘤对药物的敏感性,来优化治疗方案并减少不必要的副作用。常见的化疗药物包括氟尿嘧啶类、铂类药物等。

3)靶向治疗:靶向治疗是精准医学的重要组成部分,胃癌患者可以通过药物靶向肿瘤的特定分子通路,阻止癌细胞的生长和扩散。这种方法为晚期胃癌患者提供了新的治疗选择,尤其是对于标准化疗效果有限的患者。常见的靶向治疗药物包括如下几种:

HER2 靶向药物:如曲妥珠单抗可以与 HER2 结合,抑制其信号传导,阻止癌细胞的生长,适用于 HER2 阳性的晚期或转移性胃癌患者。

VEGFR 靶向药物:如雷莫芦单抗,主要通过抑制 VEGFR 阻断肿瘤的血管生成,减少肿瘤的营养供应,适用于晚期或转移性胃癌患者。

FGFR2 靶向药物：针对 *FGFR2* 基因扩增的患者，靶向药物如索拉非尼，能有效抑制肿瘤的增殖。

　　靶向治疗常与化疗或免疫治疗联合使用，以提高疗效。

　　4）免疫治疗：免疫治疗通过激活患者的免疫系统，使其识别并攻击癌细胞。对于高度微卫星不稳定型（MSI－H）或 EB 病毒相关型胃癌患者，免疫检查点抑制剂（如 PD－1/PD－L1 抑制剂）显示出了良好的疗效。精准治疗通过检测 PD－L1 表达水平或微卫星不稳定型状态，选择适合免疫治疗的患者。

　　5）放疗：主要适用于胃癌的局部晚期患者，或在手术后有复发风险的患者。精准放疗通过精确定位肿瘤区域，减少对周围正常组织的辐射损伤。由于胃癌的放疗效果有限，国内胃癌患者放疗的应用相对较少，主要用于控制局部进展期的症状或术后复发的辅助治疗。

　　（3）精准随访与疗效评估：精准治疗可以注意到治疗的效果，术后的随访及疗效评估。通过定期随访和检查，及时发现潜在的复发或转移风险，最大限度提高患者的生存率。

　　1）疗效评估：包括影像学检查（如 CT、MRI）和肿瘤标志物（如 CEA、CA19－9 等）的动态监测，帮助评估治疗效果。

　　2）复发监测：术后定期进行胃镜检查、影像学检查以及肿瘤标志物检测，若发现复发迹象，及时调整治疗方案。

　　3）生活质量评估：精准治疗的目标之一是提高患者的生存率，同时最大程度减少治疗对患者生活质量的负面影响。定期评估患者的吞咽功能、营养状态和心理健康，便于更全面的支持治疗。

　　（4）精准治疗的优势：与传统治疗相比，胃癌的精准治疗具有以下优势：

　　1）个体化方案：根据患者的病理分型和基因特征制定治疗

计划,实现"量体裁衣"。

2)更高疗效:靶向治疗和免疫治疗提高了疗效,减少了不必要的治疗。

3)更少副作用:精准治疗帮助避免无效或过度治疗,减轻患者负担。

胃癌的精准治疗结合了分子分型、基因检测及个体化治疗手段,为患者提供了更高效、更安全的治疗方案。随着基因组

学、人工智能和新型治疗技术的发展,胃癌的精准治疗将进一步突破,为患者带来更大的希望和更好的生存质量。

（孙祥飞　沈坤堂）

66. 胃癌患者的日常自我管理包括哪些

（1）饮食调整:胃癌患者在饮食上应以清淡、易消化的食物为主。合理搭配,多吃新鲜蔬菜和水果,保持规律的饮食习惯,避免暴饮暴食。

（2）生活习惯:胃癌患者应养成良好的生活习惯,包括戒烟、限酒、保证休息时间。此外,也要适当进行运动,有助于促进身体恢复。

（3）心理调适:疾病会带来焦虑、抑郁等情绪,因此,患者应调整自己的心态,保持乐观、积极的心情。可以多与家人、朋友交流,必要时寻求专业心理医生的帮助。

（4）定期复查:胃癌患者在接受治疗后仍需要定期进行复查,以便及时评估病情的变化和治疗效果,调整后续方案。

（张丹枫）

67. 胃癌术后如何预防营养不良

胃癌是对患者营养状态影响最为严重的肿瘤。我国住院胃癌患者中，营养不良的比例超过 80%；在所有恶性肿瘤中，患者的营养不良发生率位居前 3 位。营养治疗对于胃癌患者十分重要，合理的术后饮食指导，则是预防营养不良的重要手段。

胃癌术后为了让患者快速回归到正常的生活，避免营养不良，通常开始以肠外营养为主，然后逐渐过渡到以肠内营养为主，必要时给予口服营养补充，最终恢复完全正常饮食。一般分为以下两阶段：①在医院完成，院内恢复期饮食由主管医生负责调控，结合肠内营养和肠外营养两种途径。②在居家完成，胃癌患者出院后，居家少食多餐、细嚼慢咽，合理饮食，逐步恢复。具体如下：可从饮水（术后 3～4 天）→流质饮食（术后 4～6 天）→半流食（术后 6 天至 2 周）→软食（术后 2 周至 3 个月）→普食（术后 3 个月后）的进食顺序进行。

常见的流质食物有米汤、菜汤、肉汤、鱼汤等。

常见的半流质食物有粥、烂面条、小馄饨、肉泥、菜泥等。

常见的软食有面条、饺子、馄饨、包子、馒头、豆腐、番茄、菜心等。

为预防骨质疏松，饮食方面可增加牛奶、芝麻、海产品等的摄入，散散步、晒晒太阳。预防贫血，饮食方面可以尝试适量增加动物肝脏、肉类、蛋类、大豆制品等的摄入。此外，绿色蔬菜、水果也必不可少，它们富含维生素 C，有助于铁的吸收。

对胃癌患者而言，充足的营养是必不可少的。因此无论是术前还是术后，一定要保证充足而全面的能量与营养素摄入，同时重视术后定期医院门诊随访。

（贺东黎　郭　婧）

68. 早期胃癌可用内镜黏膜下剥离术治疗吗（视频 5）

早期胃癌是指胃镜检查和病理切片发现胃癌病灶局限于胃内壁的浅表层，胃内壁的第 1 层或第 2 层黏膜下层病变，范围相对较浅和较小，一般无淋巴结转移。

胃癌早期是黏膜上皮细胞在再生过程中细胞形态的异常，临床上又称之为异型增生上皮内瘤变。如果是重度不典型增生伴腺体则为高级别上皮内瘤变（已接近早期癌症）。

确定早期胃癌，需要在胃镜下仔细检查，经放大、染色、超声等配合，寻找可疑病灶进行组织活检，病理学检查才能作出诊断，并判定轻重程度。通常病理分为轻度、中度和重度异形增生，或低级别、高级别上皮内瘤变（癌前病变），应由医生根据检查报告的结果决定治疗方案。有以下几种情况，建议做 ESD：

1）胃黏膜低级别或高级别上皮内瘤变。

2）高级别上皮内瘤变，局灶性癌变。

3）老年有心肺功能不能耐受开放手术的高分化腺癌。

4）黏膜下浅表隆起病变，未达到浆膜层。

5）胃内多发性病灶（低级别或高级别上皮内瘤变）。

ESD 是近年来出现的一项新技术，是早期胃癌的治疗手段，也是临床应用前景很好的技术。ESD 让更多的早期消化道癌能够在内镜下一次性完全切除，免除了患者的开腹手术和胃大部切除的痛苦。它具有创伤小、痛苦少、住院时间短、费用低、术后恢复快等优点,患者还可以接受多个部位和多次治疗。

　　ESD 的整个治疗过程如同胃镜检查(图 2 - 10),无须从腹部开刀。采用内镜直接在胃腔内见病灶,先标记,注射生理盐水,沿标记距离病灶 0.2 厘米先切一圈,然后将圈内病灶黏膜整块切除,彻底止血;见无活动性出血,放置胃管 1～2 天,观察无活动性出血,一般 48 小时内拔除胃管;口服抑酸剂[埃索美拉唑镁肠溶片(耐信)或 L -谷氨酰胺呱仑酸钠颗粒(麦兹林)]2 周。术后一般休息 1 周。

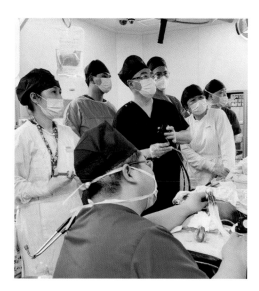

图 2 - 10　ESD 治疗示教

　　若肿瘤已经突破黏膜下层浸润深肌层,就容易发生淋巴结转移,ESD 无法达到根治目的,此时需要开刀甚至需要化疗。定期胃镜检查是发现早期胃癌,采用ESD 是最好的有效治疗方法。

　　　　　　　　　　　　　　　　(周平红　姚礼庆)

69. 胃癌的治疗方向是怎样的（视频 6）

经胃镜和病理确诊为胃癌，原则上要切除癌组织部位。对于早期胃癌可行 ESD（图 2 - 11），对于进展期（浸润期）胃癌，在手术治疗前需要做影像学等检查，以进一步评估有无淋巴结转移和远处转移等；而手术前一般要给患者全身的各个脏器进行检查，评估肝、肾功能，检查血、尿、粪常规，确定患者的生理状态是否能够承受手术治疗，帮助外科医生和麻醉师制定术中合理的治疗方案。

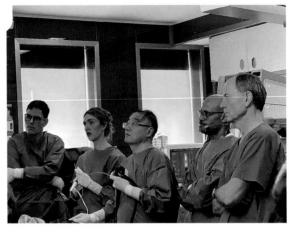

图 2 - 11　给外宾学员示教早期胃癌切除术

对于特殊患者，应注意：①长期口服抗凝剂者要停药 5 天。②有心、肺功能不全者，请相关科室医生在手术前采取措施，确保手术能够顺利完成根治性胃癌切除术和术后胃肠重建。

胃癌根治性手术包括距肿瘤边缘 3～5 厘米区域和相应胃周围淋巴结清扫，术后根据病理组织学检查结果决定是否采用化疗,但对于早期并且不伴任何转移灶的胃癌患者,手术后一般不需要化疗。对于中、晚期胃癌患者,可以根据病情和个人条件结合术前多学科团队专家组讨论结果,可先行新辅助化疗,等病灶缩小、营养状况好转,符合手术条件后再考虑做胃癌根治术。

胃癌根治术目前分开腹根治手术和腹腔镜下胃癌根治手术。前者是传统手术治疗方法,后者是微创治疗,具有手术后恢复快、创伤小、患者痛苦少、住院天数少等优点,缺点是采用的辅助医疗配件相对较多,费用略高。

经 ESD 治疗的早期胃癌患者应于术后每年定期复查,防治多原发病灶或局部复发,确保患者健康。

进展期(浸润期)胃癌,手术后半年、1 年,必须定期随访,检查肝、肾功能,做 B 超检查,检测肿瘤标志物,预防复发和远处转移。家族中有胃肠道肿瘤病史者,属高危患者,更应重视定期随访内镜检查,做到早诊早治。

（周平红　姚礼庆）

70. 早期食管癌和胃癌患者内镜黏膜下剥离术后如何康复护理（视频 7）

早期食管癌和胃癌 ESD 术后健康指导如下:

（1）心理调节:保持愉快心情,正确对待所患疾病,能自我调节情绪。

（2）生活方式:注意劳逸结合,适量活动,养成规律、健康的生活方式。

（3）饮食指导:一般情况下,术后 3 天进温流质饮食(如各种汤类、果汁、牛奶、酸奶等),术后 4～10 天进半流质饮食(如稀饭、面条、烂面糊等,不吃有渣、多纤维食物)。之后逐渐过渡到正常饮食。忌辛辣刺激性食物,避免喝酒、抽烟,饮浓茶、咖啡等。

(4)自我监测:术后 1 个月内均有可能发生并发症。如出现腹痛、发热等不适症状,或者有呕血和/或黑便、呕出鲜血或血块;大便颜色变黑色或呈棕黑色,呈柏油样便;严重者伴有头晕、心慌、软弱无力、口渴、四肢发冷、面色苍白、四肢湿冷、血压下降、口唇发绀等症状,要立即就医。

(5)用药指导:掌握药物的服用时间、方式、剂量,了解药物副作用。避免服用对胃黏膜有损害的药物,如阿司匹林、吲哚美辛、皮质类固醇等。

(6)复诊指导:密切关注术后病理报告,到相关专科就诊并遵医嘱定期进行相关的检查,根据病情随访(图 2-12)。

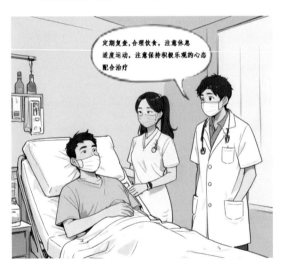

图 2-12　患者术后注意事项

(姚伊娜　蔡贤黎)

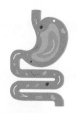

第三章 小肠肿瘤

小肠盘曲于腹腔内,上端与胃相通,下端与大肠相连。食物在小肠内消化吸收。在十二指肠降部有胆总管和胰腺管的共同开口,胆汁和胰液由此流入小肠。胰液和肠液中含有多种消化酶,可分解蛋白质、脂肪和碳水化合物。胆汁有利于脂肪的消化和吸收。小肠黏膜,特别是空肠,具有较多环状皱襞和绒毛,有利于营养物质的消化和吸收。

小肠肿瘤是指发生在小肠内的肿瘤,包括良性和恶性肿瘤,约占所有消化道肿瘤的5%。小肠是人体消化系统中最长的器官,由于其位置隐蔽,因此小肠肿瘤不易被发现。

诊断小肠肿瘤常需进行多种检查,如胶囊内镜、内镜、CT、MRI等。治疗方法包括手术切除、放疗和化疗等。对早期发现的小肠肿瘤,手术切除是最有效的治疗方法。对晚期或转移性小肠肿瘤,放疗和化疗可缓解症状并延长生存期。

(姚礼庆　张　杰)

71. 您了解小肠吗

小肠包括十二指肠、空肠和回肠,是消化道中最长的一段,

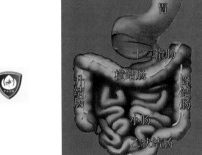

图 3-1 消化道示意图

是机体消化与吸收的重要器官（图 3-1）。

（1）十二指肠：其通过幽门与胃连接，我们吃下的食物通过胃的蠕动进入十二指肠。十二指肠在胃与空肠之间，其长度、管径可因个体差异有所不同，以下为大致范围：成人长度为 20～25 厘米，管径为 4～5 厘米。十二指肠的形状相似于"C"字形，可分为球部、降部、水平部和升部 4 个部分。十二指肠贴着腹部后壁，较为固定；胰管和胆总管均开口于十二指肠，十二指肠包绕胰头。所以，十二指肠内既有胃液，又接受胰液和胆汁进入，故十二指肠具有重要的消化功能。

（2）空肠：上部分连接十二指肠，下部分与回肠连接，一般是小肠近侧 2/5 称为空肠。空肠在体表部位在左腰区和脐区。空肠管壁较厚，管腔较大，血管较多。

（3）回肠：回肠下端连接盲肠，为系膜小肠远侧的 3/5 部分。回肠多位于脐区、右腹股沟区和盆腔区。回肠的管壁较薄，管径较小，血管较少。

空肠和回肠具有消化管的 4 层结构，黏膜的内表面有密集排列的绒毛，使肠黏膜的面积增加，便于营养物质的进一步消化和吸收。食物在小肠内通过胰液、胆汁和小肠液的化学性消化，以及小肠自身运动发生的机械性消化，完成消化过程，营养物质也被小肠黏膜吸收。所以，我们进食的食物在小肠内的时间较长，其中，大多营养物质在小肠内完成吸收。

（张　杰　王海星）

72. 什么是小肠肿瘤

小肠肿瘤是指从十二指肠起始到回盲瓣之间的小肠所发生的肿瘤。小肠肿瘤在胃肠道肿瘤中的发生率约为 5%。

小肠良性肿瘤有腺瘤、平滑肌瘤、脂肪瘤、血管瘤等。小肠息肉病，特别是家族性腺瘤性息肉病要引起重视。

小肠恶性肿瘤有腺癌、间质瘤、淋巴瘤、神经内分泌肿瘤、黑色素瘤、类癌及肉瘤等。

小肠的检查较困难，如胃镜可检查到十二指肠的降部，以观察近端十二指肠病变，结肠镜可检查到回肠末端的部分肠腔，以观察回肠末端的病变，对病灶可取病理。小肠病变常用内镜及影像学等检查。胶囊内镜是非侵入性的小肠检查手段，可观察病变。随着胶囊内镜和气囊辅助小肠镜的开展，小肠肿瘤可被早发现、早治疗。胶囊内镜为首选检查方法。气囊辅助小肠镜尽管是侵袭性检查，但其优点可进行深部小肠的观察，行病理检查及有关治疗。小肠肿瘤在内镜下可表现为向腔内生长的肿物，表面有糜烂或溃疡，肿物可引起肠腔狭窄。小肠镜可到达病变部位以评估病灶情况。

影像学检查，如 CT 和磁共振小肠成像（MRE）可提高诊断的敏感性。腹部增强 CT、MRE 等检查可发现小肠肿瘤或小肠肠壁是否增厚、腹部淋巴结是否有增大、腹部有无转移性病灶等；PET/CT 检查可发现小肠是否有增厚、代谢有无增高、是否有远处转移，可协助肿瘤的分期及诊疗。

（张　杰　吴庆红）

73. 小肠恶性肿瘤有哪些

小肠恶性肿瘤可有腺癌、间质瘤、淋巴瘤、神经内分泌肿瘤、黑色素瘤、类癌及肉瘤等。

（1）小肠腺癌：在十二指肠降段及空肠近段为多。临床上可分为息肉型、溃疡型、缩窄型及弥漫浸润型，以息肉型与溃疡型为多见。溃疡型患者可有消化道出血，息肉型及缩窄型患者可有小肠不同程度的梗阻，弥漫浸润型可引起弥漫性的肠管狭窄。腺癌的病灶多呈隆起、结节或菜花状，表面质脆易出血。

（2）小肠间质瘤：为小肠间叶组织的肿瘤，多见于中老年患者；部分恶性间质瘤有转移、浸润等情况，可合并有出血。病灶可呈隆起或半球状，病灶中央有溃疡或溃烂，部分可见新鲜或陈旧的血痂。

（3）小肠淋巴瘤：起源于小肠淋巴组织，患者多有腹痛，可有小肠壁增厚狭窄、消化道出血及腹部包块等。组织学检查可见相关淋巴瘤。

（4）神经内分泌肿瘤：早期症状不明显，但随着肿瘤生长，小肠神经内分泌肿瘤患者可有腹痛、小肠蠕动障碍、小肠梗阻等，内镜检查可见黏膜下隆起病变。

（5）其他：如小肠黑色素瘤、类癌及肉瘤，较少见。

（张　杰　郭　婧）

74. 小肠肿瘤有什么临床表现(视频 8)

小肠肿瘤的临床表现如下:

(1)腹痛:由于肠道的肿瘤病变损害了肠黏膜,肿瘤牵拉肠系膜,使肠道的蠕动紊乱,可引起腹痛。疼痛的部位常与肿瘤的位置相对应,多为脐周痛,进食后可加重。若小肠的恶性肿瘤侵犯肠壁,可引起肠管的狭窄、梗阻或穿孔,往往腹痛加剧,可伴有腹泻、食欲不振等。

(2)肠道出血:可间断出现柏油样便或血便。有些患者因反复少量的出血并未被察觉,可有慢性贫血。

(3)肠梗阻:急性肠梗阻常见的原因为肠套叠。由于肿瘤导致的肠腔狭窄或压迫邻近的肠管,可引发肠梗阻,严重者可表现为肠扭转。

(4)包块:腹部肿块位置不固定,活动度较大。

(5)肠穿孔:小肠恶性肿瘤若有急性穿孔可引发腹膜炎,慢性穿孔可形成肠瘘。

小肠肿瘤的临床表现一般与肿瘤的类型、大小、部位、性质,以及是否存在有梗阻、出血及转移等因素有关,易被漏诊。

因此,有以上临床表现者要尽早到医院行相关检查,小肠肿瘤早发现、早治疗对预后有益(图3-2)。

视频8

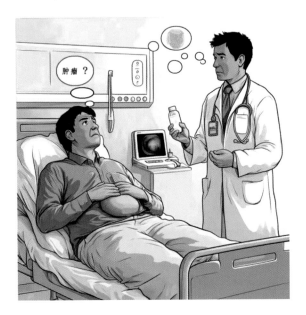

图 3-2　小肠肿瘤诊疗

（张　杰）

75. 小肠病变有哪些检查方法

小肠疾病可能由多种原因引起，包括感染、炎症、自身免疫反应或肿瘤。由于小肠解剖的特殊性，过去常常因为检查手段有限而总是被忽略。随着医学的发展，现在有了多种方法来检查和诊断小肠疾病。

（1）血液和粪便检测：血液检测可以评估患者的整体健康状况，包括营养水平、感染迹象和炎症标志物。粪便检测可以检测潜血、病原体或其他异常物质。对于小肠疾病的患者，这两项检测可以第一时间获取患者的自身免疫、炎症反应等情况,方便医生进一步做出判断。

(2) X线检查:这是最传统的检查方法之一,可以在最快的时间里判断是否存在肠梗阻和穿孔等情况;还可以通过口服或注射造影剂,医生在X线图像上观察小肠的轮廓和内部结构,以检查是否存在异常。

(3) 计算机体层成像(CT):CT检查可以提供小肠的详细横断面图像,有助于检测炎症、肿瘤或其他结构性问题,也是目前最常用的检查方法。

(4) 磁共振成像(MRI):MRI使用磁场和无线电波来获取身体内部的图像,对于软组织的检查尤为有效。相对而言,具有无辐射的优点,更适合需要多次检查小肠疾病的患者。

(5) 小肠镜检查:小肠镜可以直接观察小肠内部情况,可发现炎症、溃疡或肿瘤等病变,还可以取得组织样本进行进一步的病理学检查。随着内镜技术的飞速发展,小肠镜不仅可以明确诊断,还可以开展息肉切除、镜下止血、狭窄扩张等多项内镜手术。

(6) 胶囊内镜检查:这是一种无痛的检查方式,患者只需吞下一个小型的胶囊,胶囊内部的摄像头会沿途拍摄小肠内部的景像,并通过无线信号传输到外部的记录器。医生通过读取图像,直观地判断出小肠是否存在病变、病变的大致位置及肠道排空情况等。

每种检查方法都有其适应证和局限性。医生会根据患者的症状、病史和体检结果来选择最合适的检查方法。通过正确的诊断和治疗,许多小肠疾病都可以得到有效管理。

(马丽黎)

76. 小肠肿瘤有哪些治疗方法（视频 9）

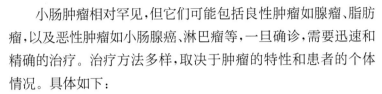

　　小肠肿瘤相对罕见，但它们可能包括良性肿瘤如腺瘤、脂肪瘤，以及恶性肿瘤如小肠腺癌、淋巴瘤等，一旦确诊，需要迅速和精确的治疗。治疗方法多样，取决于肿瘤的特性和患者的个体情况。具体如下：

　　（1）手术切除：对于许多小肠肿瘤，尤其是局部的恶性肿瘤，手术切除是首选的治疗方法。手术切除肿瘤及连同一部分的小肠；在某些情况下，如果肿瘤侵犯邻近的淋巴结或其他组织，可能还需要更广泛的切除。

　　（2）内镜下治疗：对于早期或良性的肿瘤，可以通过小肠镜进行微创切除。这种治疗方法的优势在于创伤小、恢复快。由于小肠特殊的解剖结构和特点，目前能开展内镜下治疗的医疗单位并不多。

　　（3）化疗：对于恶性肿瘤，化疗可作为辅助治疗手段，用于术前缩小肿瘤或术后杀死可能残留的癌细胞。化疗药物可以通过静脉注射或口服给药。

　　（4）放疗：放疗使用高能射线杀死癌细胞，通常用于不能通过手术完全切除的肿瘤，或者用于辅助化疗来治疗。

　　（5）靶向治疗：使用针对肿瘤细胞特定分子标志的药物进行治疗。靶向治疗可以减少对正常细胞的损害。这种治疗方法通常用于某些类型的小肠恶性肿瘤。

　　（6）免疫治疗：通过激活或增强患者自身的免疫系统来识别和攻击癌细胞。免疫治疗在某些类型的肿瘤中显示出前景。

　　（7）支持性治疗：包括疼痛管理、营养支持和心理支持等，旨在提高患者的生活质量。

（8）观察等待：对于一些无症状或低度恶性的肿瘤患者，医生可能建议定期监测肿瘤的变化，而不是立即进行治疗。

小肠肿瘤的治疗可能涉及多种方法，治疗小肠肿瘤需要MDT的合作，包括外科医生、肿瘤科医生、放射科医生和内镜医生等。患者应保持积极的态度与医疗团队密切合作，一起制定个性化的治疗计划，以期达到最佳的治疗效果。

（马丽黎　陈世耀）

77. 十二指肠乳头病变怎么办

十二指肠位于胃的幽门和空肠之间。十二指肠乳头周围的解剖结构较复杂。十二指肠乳头良性肿瘤多为腺瘤，而黏膜下肿瘤如神经内分泌肿瘤、间质瘤等较少见。十二指肠乳头病变的发病率低。十二指肠乳头病变的处理方法取决于病变的性质、大小、浸润深度，以及患者的整体状况。

对于十二指肠乳头的病变，传统以外科手术为主，但外科手术创伤大，部分出现并发症。而内镜手术治疗的创伤小，术后并发症少于外科手术，术后死亡率较低。因此，内镜下乳头切除术（EP）已逐渐成为治疗十二指肠乳头肿瘤的常用方法。十二指肠乳头病变的手术或内镜治疗，均存在一定的风险，为降低内镜切除术后的并发症发生率，术前进行全面系统的评估，需考虑十二指肠镜、EUS、CT 等检查结果，进行综合判断。

十二指肠乳头病变在术前行十二指肠镜检查，局部取病理。病理结果提示中重度异型增生时需要切除治疗，肿瘤若有胰胆管内浸润,应行外科手术治疗。

对于一些环乳头生长的扁平侧向发育型肿瘤,内镜治疗优于外科手术。另外,对于一些黏膜下肿瘤,如神经内分泌肿瘤、间质瘤等,可考虑内镜下切除。采用 ESD 的方法完整切除病变。

对于较大的病灶,切除病变范围广的患者,注意防治术后可能出现的并发症,如出血、穿孔、急性胰腺炎、急性胆管炎等。特别是较大的病灶,病变切除范围广,在术中、术后应做好相应的措施。

总之,十二指肠乳头病变的处理需综合考虑多种因素,选择合适的治疗方案,并在术后进行密切的监测和随访,以确保患者的健康和安全。

（张　杰　贺东黎）

78. 小肠如何行胶囊内镜检查

胶囊内镜检查是非侵袭性的检查,小肠胶囊内镜在临床上有较大的应用价值。随着小肠胶囊内镜检查的开展,可提高患者小肠病变的早期诊断率,从而尽早给予相应治疗。

由于人体的小肠长而复杂,成人 5～7 米长,其上部十二指肠连接幽门,小肠盘曲在腹腔中下部,其下部与结肠的盲肠连接。由于胃镜与结肠镜长度有限,无法深入小肠深处,而胶囊内镜似鱼儿一样在小肠内移动,又似侦探一样将数万张摄录的图片传输到体外的接收记录仪中;然后将记录仪中的图像转接到电脑上,可还原这数万张照片,从中找出病灶,及时分析病情,并作出诊断。

小肠胶囊内镜检查是患者通过口服设置有摄像及无线传输装置的智能胶囊,它与普通的药物胶囊相似,只是略大而已。通过消化道的自然蠕动,胶囊内镜在消化道内移动并拍摄图像,将信息通过无线方式传输到体外便携的图像记录仪内。之后,医生将该图像记录仪内容导入并存储于影像工作站内,通过仔细观察录像来了解患者小肠的情况,及时分析病情,给出诊断。

患者在小肠胶囊内镜检查前 24 小时内,可进低渣或低纤维饮食或清流质饮食;检查前需禁食 8～12 小时,进行肠道清洁准备,以提高图像的清晰度。肠道清洁准备有多种方法。

胶囊内镜在小肠的检查中,可及时发现小肠肿瘤及小肠病变情况,据此予以进一步的诊疗(图 3 - 3、图 3 - 4)。

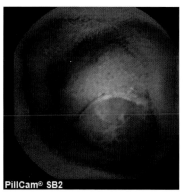 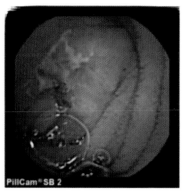

图 3 - 3　小肠肿瘤胶囊内镜图(一)　图 3 - 4　小肠肿瘤胶囊内镜图(二)

（张　杰）

79. 什么是 CT 小肠成像

小肠是人体消化系统中较为隐蔽的一部分,位于人体深部,走向曲折多变,形状不固定,同时在不停蠕动,周围毗邻组织器官也较为复杂,使其在传统的影像学检查中难以得到充分展示。此外,小肠位于消化道的中间部位,如果用小肠镜对小肠疾病进行检查,不管是经口或是经肛管进镜,都要过食管、胃或大肠才能到达小肠起始处或末端,而需要检查的目标肠管长达数米且走行曲折,这些因素导致小肠内镜检查较困难,部分会造成漏诊等问题。

CT 小肠成像(CTE)是一种先进的无创影像技术,能够帮助医生观察小肠的内部结构、病变情况,提供清晰的影像信息,被称为了解消化道健康的"隐形侦探"。那么,CTE 检查具体是什么,适用于哪些人群,又为何建议进行这种检查呢?让我们一起来了解一下。

CTE 检查与常规的腹部 CT 检查有所不同,是一种利用 CT 技术,结合口服对比剂的应用,对小肠进行成像的检查方法。在进行检查之前,患者需口服一定量的对比剂(通常为甘露醇溶液,优势在于其吸收较慢,肠腔充盈更加充分),使小肠管腔充盈并扩张,以便 CT 检查时能够获得清晰的影像。此外,经血管内注射对比剂能够显著增强小肠壁的可视性,便于医生观察小肠内部的形态结构和黏膜变化。在扫描过程中,CT 设备会旋转拍摄,从多个角度获取影像数据,最终通过计算机重建形成三维图像,以便医生全面评估小肠的健康状况,发现潜在的病变。

CTE 具有较多优势,比如无需插管或侵入性操作,患者只需口服对比剂进行 CT 检查,相对来说更加舒适和安全。此外,CTE 一般为薄层扫描,可提供高分辨率图像,能够清晰显示小肠壁结构和潜在的病变,帮助医生准确分析病情,且整个检查过程较为迅速,通常只需 10～20 分钟。

(刘立恒　曾蒙苏)

80. 什么时候需要做 CT 小肠成像检查

CTE 检查主要用于诊断和评估各种小肠疾病,特别是一些难以通过传统检查方式发现的问题。以下是一些常见的适应证:

(1) 炎症性肠病:CTE 检查在诊断克罗恩病等炎症性肠病方面具有重要作用。此类疾病可能导致小肠壁增厚、溃疡、狭窄等,CT 影像可以清晰地显示这些特征,帮助医生判断病情的严重程度。

(2) 肠道出血原因不明:若患者出现持续性消化道出血,但经过胃镜、肠镜检查未找到明显病灶,CTE 可以用于进一步筛查是否存在小肠的病变,如血管畸形或小肠肿瘤等。

(3) 小肠梗阻:对于不明原因的小肠梗阻,CTE 可以帮助定位阻塞部位,并确定引起阻塞的原因,如是否有肠粘连、肿瘤或炎症。

(4) 小肠肿瘤:尽管小肠肿瘤的发病率较低,但一旦存在,往往不易被发现。CTE 可以帮助诊断小肠内的良性或恶性肿瘤,尤其是在体积较小、位置隐蔽的情况下更为有效。

(5) 慢性腹痛原因不明:如果患者长期腹痛而常规检查无明显异常,CTE 可以作为辅助诊断手段,用于排除或确定小肠疾病的可能性。

在进行 CTE 检查前,通常会要求患者禁食 4～6 小时,确保小肠内无其他食物残渣干扰成像。对有碘对比剂过敏或有肾功能不全的患者,应提前告知医生,以评估是否适合进行检查。

综上所述,CTE 检查适用于长期腹痛、出血原因不明、疑似小肠病变的患者。它的快速、无创和高效特性使其成为小肠疾病检查的重要选择。如果您或身边的人有相关症状，不妨咨询医生，看看是否需要进行 CTE 检查。

（刘立恒　曾蒙苏）

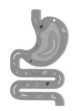

第四章　结直肠癌

结直肠癌是原发于结直肠上皮的恶性肿瘤,是常见的消化道恶性肿瘤之一,其发病率和死亡率均较高。高脂肪、低纤维饮食、遗传因素、息肉,以及慢性炎症刺激等,都是结直肠癌发病的重要因素。其治疗方法包括手术、化疗、放疗、靶向治疗和免疫疗法等。

早期结直肠癌可能无明显症状,但随着病情发展,患者可能会出现排便习惯改变、大便性状改变(如变细、血便、黏液便等)、腹痛或腹部不适等症状。因此,定期进行体检,特别是对于有家族史或高危因素的人群,非常重要。

预防结直肠癌的关键在于保持健康的生活方式,包括多吃新鲜蔬菜、水果和全谷物,减少红肉和加工肉类的摄入,适量运动,以及戒烟、限酒等。对于已经确诊为结直肠癌的患者,应采取综合治疗措施,包括手术、化疗、放疗等,以提高治疗效果和生存率。

结直肠癌的治疗需要综合考虑患者的具体情况,选择合适的治疗方案,并在术后进行密切的监测和随访,以提高患者的生存率和生活质量。结直肠癌是一种严重的疾病,通过健康的生活方式和定期的体检,可被有效地预防和治疗。

结直肠结构见图 4-1。

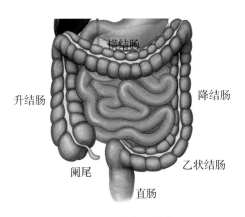

图 4‐1　结直肠结构

（姚礼庆　张　杰）

81. 结直肠癌是怎样的一种疾病

　　结直肠癌是指发生在结肠或直肠的恶性肿瘤,又称为大肠癌,是我国常见的恶性肿瘤之一。其发病率呈上升趋势,尤其在经济发展较快的城市和地区,目前已超越胃癌,成为消化道恶性肿瘤之首,大约 70% 是由腺瘤性息肉演变而来,发病部位以直肠、乙状结肠居多。

　　结直肠癌发病原因尚未完全清楚,目前主要认为有以下高危因素:饮食习惯（如高蛋白质、高脂肪、低纤维素）、肠道菌群、化学致癌物质、土壤因素（如缺硒和钼）、基因变异、癌前病变、炎性肠病、年龄、肥胖及遗传等。结直肠癌早期无特殊症状,发展后可出现排便习惯与粪便性状改变（如排便次数增多,腹泻,便秘,大便带血、脓液或黏液,大便变细）、直肠刺激症状（如便意频繁、肛门下坠感、里急后重、排便不尽等)、腹痛、腹部肿块、肠梗阻症状(如腹胀,便秘,肛门排气,排便减少或停止,腹痛)、全身症状(如肝转移、肺转移、腹腔转移等相关症状,贫血,消瘦,乏力,腹水,恶病质等)。当出现上述症状,须及早重视。社区筛查可行大便潜血检查,医院就诊可行肿瘤标志物、腹部 CT 等检查,肠镜＋病理学检查可最终确诊(图 4-2、图 4-3)。

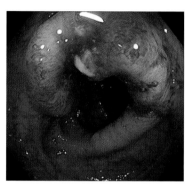
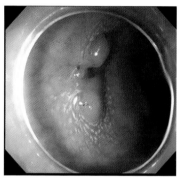

图 4-2 结肠癌的结肠镜图片　　图 4-3 结肠早癌的结肠镜图片

结直肠癌是全身性疾病,治疗方式多样,目前已转变为多学科综合治疗和个体化治疗,包括手术切除(如局部切除、内镜切除、腔镜及机器人切除、开腹手术切除)、化疗、放疗、免疫治疗、靶向治疗、中医治疗及综合治疗等,其中手术切除仍是最主要而有效的方法。

结直肠癌预防主要有以下几点:保持良好的饮食习惯、养成良好的生活习惯、定期进行结直肠癌筛查。尤其是要重视机体发出的各种预警信号,早发现、早治疗对于提高治愈率和生存率至关重要,阻断癌前病变的发展,提高治疗效果及生活质量,延长生存时间。

(姜　飞　钟芸诗)

82. 结直肠癌的早期症状有哪些（视频 10）

结直肠癌早期常无特殊症状或症状不明显，容易被忽视，所以当身体发出一些警示信号时须高度重视。

（1）排便习惯与排便性状改变：常为最早出现的症状，也最多见。与平时排便习惯相比，出现排便次数增加，腹泻、便秘或者两者交替，粪便带血、脓液或黏液，便血可为鲜红色或暗红色。这种症状很容易被误认为是痔疮或其他肛门疾病引起的，因此大家要引起重视，多观察大便，发现异常情况，及时就医检查。

（2）直肠刺激症状：直肠癌患者可出现便意频繁，上述排便习惯改变，大便变细或有凹槽，便前肛门有下坠感，里急后重（便意来了憋不住，大便刚解完马上又想解大便），排便不尽感（总是觉得大便没解完，却又解不出来）。通常肿瘤距离肛门越近，这种症状越明显。

（3）腹痛：多为疼痛部位不确定的持续性隐痛，或者仅为腹部不适或腹胀感，可伴有食欲下降。如出现肠梗阻时腹痛加重或转为阵发性绞痛。

（4）腹部肿块：通常肿瘤较大时可触及，多为肿瘤本身；也可能为肿瘤上方肠腔内粪块。肿块大多较硬，比较固定或者可推动幅度较小，按压多无明显疼痛。

（5）其他：原因不明的贫血、乏力、疲劳、食欲减退、消瘦、消化不良、发热等须引起重视，这些症状缺乏特异性，容易被忽视或误诊，但右半结肠癌可有上述表现，发热多为低热，须及时就医检查。另外，可有肠道蠕动增加感觉，肠道"咕噜咕噜"叫变得频繁和明显,进一步进展可出现肠道梗阻症状,如腹胀、腹痛明显加剧,感觉肠道有气排不出,大便解不出,严重时肛门完全不排气、排便,出现恶心、呕吐,腹部可以看见大肠形状且无明显变化。

当机体有上述异常信号时需引起重视,要及时就医检查,切莫讳疾忌医,错过早期发现、早期治疗的最佳时间窗口。

（钟芸诗　姜　飞）

83. 哪些因素可能增加患结直肠癌的风险

结直肠癌发病原因尚未完全清楚,目前认为以下因素可能增加患结直肠癌风险:

（1）饮食习惯:高蛋白质、高脂肪、低纤维的饮食习惯容易导致肠道内环境失衡,增加患结直肠癌的风险。因此,建议人们保持均衡的饮食,多摄入富含纤维的食物,如蔬菜、水果、全谷类食物等。

（2）肠道菌群:肠道内细菌特别是厌氧菌对结直肠癌发生具有重要作用,故维持肠道菌群稳定非常重要。

（3）腺瘤:结直肠腺瘤是与结直肠癌关系最密切的一种良性病变,其中超过 70% 的腺瘤都可能发展为结直肠癌,故及早进行肠镜检查,摘除腺瘤,避免其持续进展至关重要。

（4）化学致癌物质:食物内蛋白质经高温油煎、烘烤形成的甲基芳香胺可诱发结直肠癌;香烟含有的苯并芘和肼类化合物可诱发结直肠癌。

（5）遗传因素:结直肠癌的发生与遗传因素密切相关。有家族史的人群患结直肠癌的风险较高。如果家族（尤其是三代内直系亲属）中有结直肠癌病史，建议及早进行结直肠癌筛查，以及定期进行肠镜检查，及早发现和治疗结直肠癌。

（6）炎性肠病：溃疡性结肠炎、克罗恩病等炎性肠病因长期慢性炎症刺激会破坏肠道黏膜，诱发结直肠癌。因此，对于这些肠道疾病的患者，需要及早进行治疗，控制病情发展。

（7）性别和年龄：结直肠癌的发病率随着年龄的增长而增加，尤其是 40 岁以上的人群。此外，男性患结直肠癌的风险略高于女性。因此，随着年龄的增长，人们需要更加关注自己的肠道健康，定期进行结直肠癌筛查。

（8）缺乏运动、肥胖：长期缺乏运动会导致身体功能下降，肠道蠕动减缓，容易引发肠道疾病，进而增加结直肠癌患病风险。因此，建议人们保持适量的运动，增强身体素质，提高肠道蠕动功能。

（9）吸烟和饮酒：吸烟和饮酒会对肠道黏膜产生刺激和损伤，长期吸烟和饮酒容易引发肠道炎症和癌变。因此，建议人们戒烟、限酒，保护肠道健康。

结直肠癌的风险因素是多方面的，包括饮食习惯、遗传因素、肠道疾病、年龄和性别、缺乏运动，以及吸烟和饮酒等。保持健康的生活方式，定期进行体检和筛查，及早发现和治疗结直肠癌，是预防结直肠癌和提高结直肠癌疗效的关键。

（姜　飞）

84. 结直肠癌的发病率在不同年龄段如何分布

中国国家癌症中心数据显示，2022 年我国结直肠癌新发病例 51.71 万,仅次于肺癌,位于恶性肿瘤发病的第 2 位。结直肠癌的发病风险与年龄有显著关联。中国肿瘤登记数据分析表明,我国结直肠癌发病率在 35～39 岁开始快速增长,80～84 岁达到高峰。各年龄别发病率差异很大。70 岁老年人的发病率最高(190/10 万),是 30～44 岁年龄组的 36 倍,是 45～59 岁年龄组的近 6 倍。全球 31％的结直肠癌发生在>75 岁老年人中。

研究表明,年龄>50 岁的人群中,结直肠癌的发病率显著增加。<50 岁诊断的结直肠癌称为早发性结直肠癌,大约占 10％。近年来,一些发达国家观察到早发性结直肠癌发病率呈上升的状况,比如美国,过去 20 年中<50 岁人群的结直肠癌迅速上升,在 1998—2009 年间,其发病率在男性中每年增长 1.61％,女性每年增长 1.46％。所有结直肠癌的诊断中位年龄从 2001—2002 年的 72 岁下降到 2015—2016 年的 66 岁。随着结直肠癌筛查普及率提高,年龄较大的人群发病率下降,加上年轻人的发病率增加,出现结直肠癌患者总体上呈年轻化的状况。

（唐　研　钟芸诗）

85. 如何通过饮食和生活方式预防结直肠癌（视频 11）

饮食习惯与结直肠癌之间存在着密切的联系,饮食中一些成分或食物摄入不足和过多都可能会导致结直肠癌的发生。高脂肪饮食是结直肠癌的一个危险因素,长期摄入高脂食物会增加患结直肠癌的风险,而增加膳食纤维的摄入则有助于减少结直肠癌的发生。此外,摄入过多的红肉、烟熏食品、腌制食品等,饮食中的亚硝酸和硝酸盐成分也会增加结直肠癌的发生率。

缺乏运动、长时间久坐、吸烟和大量饮酒等生活方式都会增加结直肠癌的发病风险。结直肠癌是为数不多的几种被认为缺乏体力活动是危险因素的恶性肿瘤之一。长期缺乏体育锻炼，容易导致肥胖和代谢异常，从而增加结直肠癌的风险。此外，长时间久坐也是结直肠癌发生的危险因素之一，长期久坐可能导致身体静止不动，且存在代谢紊乱和压力等生理作用，可能促进肿瘤的发生和生长；吸烟和酗酒也是结直肠癌发生的危险因素之一。

2 型糖尿病也被认为是结直肠癌的危险因素之一，高血糖、胰岛素抵抗、炎症和代谢紊乱等病理生理机制可能导致 2 型糖尿病患者患结直肠癌风险。

我国实施的结直肠癌预防措施包括提高公众对健康生活方式的认识和意识，推广健康饮食、戒烟、限酒、适量运动等健康生活方式，以降低致病危险因素的暴露程度。①膳食纤维是预防结直肠癌的一种重要营养素，建议增加坚果、全谷类、水果和蔬菜等食物的摄入量，同时摄入足够的水。②适度增加钙摄入量可以降低结直肠癌发生的风险，建议通过摄入乳制品、坚果、绿色蔬菜、豆类等食物来达到适当的钙摄入量。③适量运动可以提高肠道蠕动和代谢率，有助于预防结直肠癌。④加强食品安全监管，检测食品添加剂和致癌物质，规范药品使用和管理，以及加强对废弃物和污染源的控制等也是可行措施。⑤减少或替

视频11

换有害物质，加强空气净化工作，提高环境卫生水平。以上措施共同协作，达到降低结直肠癌发病率的目的。

（钟芸诗　唐　研）

86. 结直肠癌的遗传因素有哪些

结直肠癌会在一些家族中聚集发生,因此具有明显的遗传倾向。一项荟萃分析研究显示,对于那些至少有 1 个患结直肠癌一级亲属的个体,其结直肠癌的发生风险增加了 2.2 倍;对于那些至少有 2 个患结直肠癌的一级亲属的人来说,其患结直肠癌的风险增加了 4.0 倍;当亲属在 50 岁之前被诊断出患有结直肠癌时,这种相关性更强。我国的一项队列研究共纳入 73 358 名女性,平均随访时间达 7 年,结果表明一级亲属患结直肠癌的女性患结直肠癌风险是普通人群的 2.07 倍。结直肠癌中遗传因素的影响被广泛研究,10% 的结直肠癌患者有遗传倾向,他们中许多人有基因突变,如 *APG*、*MLH1*、*MSH2*、*MSH6*、*PMS2*、*BRAF*、*KRAS* 和 *TP53* 等。

遗传性结直肠癌主要分为两类:①非息肉病性结直肠癌,包括林奇综合征和家族性结直肠癌 X 型林奇样综合征;②息肉病性结直肠癌综合征,包括家族性腺瘤性息肉病、*MUTYH* 基因相关息肉病、遗传性色素沉着消化道息肉病综合征、幼年型息肉综合征和锯齿状息肉病综合征。其中,林奇综合征和家族性腺瘤性息肉病是结直肠癌的常见遗传病。林奇综合征是一种常染色体显性遗传病,占所有结直肠癌患者的 2%~4%,是最常见的遗传性结直肠癌综合征,目前已证实的相关致病基因为错配修复基因家族中的 *MLH1*、*MSH2*、*MSH6*、*PMS2* 和 *EPCAM* 基因。家族性腺瘤性息肉病是 *APC* 基因胚系突变引起的常染色体显性遗传病,约占所有结直肠癌患者的 1%,包括经典型家族性腺瘤性息肉病和衰减性家族性腺瘤性息肉病。

（唐 研）

87. 定期进行结肠镜检查对预防结直肠癌有何作用（视频 12）

定期进行结肠镜检查对预防结直肠癌有着重要的作用。结直肠癌是一种常见的恶性肿瘤，如果能够及早发现并治疗，治愈率将会大大提高。结肠镜检查是一种可以直接观察结肠内部情况的检查方法（图 4-4），通过这种检查可以发现早期的癌变或者癌前病变，从而及时采取相应的治疗措施。

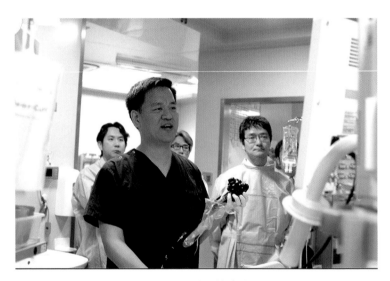

图 4-4 结肠镜诊疗

首先，定期进行结肠镜检查可以发现早期的结直肠癌或者癌前病变。结直肠癌通常在早期并不会出现明显的症状,因此很多患者在发现时已经处于晚期,治疗难度大大增加。通过定期进行结肠镜检查,可以在癌变或者癌前病变的早期阶段被发现,并及时进行治疗,可大大提高治愈率。

其次,结肠镜检查可以及时发现结肠息肉并进行切除。结肠息肉是结直肠癌的主要前体病变,通过结肠镜检查可以发现并及时切除这些息肉,有效地降低了结直肠癌的发生率。

此外,结肠镜检查还可以帮助医生对患者的肠道健康状况进行全面评估,及时发现其他非肿瘤性疾病,比如溃疡性结肠炎、克罗恩病等,从而及时进行治疗,提高患者的生活质量。

总之,定期进行结肠镜检查对预防结直肠癌有着重要的作用,可以早期发现结直肠癌或者癌前病变,及时进行治疗,降低结直肠癌的发病率,对于提高患者的生存率和生活质量具有重要意义。因此,建议符合条件的人群积极接受结肠镜检查,以保障自身健康。

(钟芸诗　张家洧)

88. 结直肠癌的诊断主要依靠哪些方法

首先,临床症状的观察是结直肠癌诊断的重要依据之一。患者可能出现的症状包括排便习惯改变(如便秘或腹泻)、便血、腹痛、体重下降等,医生可以通过询问患者的症状来初步判断可能的疾病。

其次,体格检查可以帮助医生发现一些体征,比如腹部肿块、压痛等,这些体征可能与结直肠癌相关。

实验室检查也是结直肠癌诊断的重要手段之一,包括血液检查、粪便潜血试验等。血液检查可以观察患者的贫血情况,粪便潜血试验则可以发现微小的出血情况。这些检查结果可以为结直肠癌的诊断提供重要依据。

　　影像学检查在结直肠癌的诊断中起着至关重要的作用,包括结肠镜、CT、MRI 等。结肠镜检查是目前诊断结直肠癌最为准确的方法之一,可以直接观察结肠内部情况,发现肿瘤、息肉等病变。而 CT、MRI 等影像学检查可以帮助医生了解肿瘤的大小、位置、浸润深度,以及有无转移等情况,对于制定治疗方案具有重要意义。

　　此外,组织病理学检查也是结直肠癌诊断的关键环节,通过对组织标本的病理学检查,可以明确诊断是否为结直肠癌,并了解肿瘤的组织类型、分化程度等,为后续治疗提供重要依据。

　　综上所述,结直肠癌的诊断主要依靠临床症状观察、体格检查、实验室检查、影像学检查,以及组织病理学检查等多种方法的综合应用,通过这些手段的合理使用,可以提高结直肠癌的早期诊断率,为患者的治疗提供科学依据。

（张家洧　齐志鹏）

89. 结直肠癌的生物标志物有哪些

　　结直肠癌的生物标志物可以作为诊断、预后和治疗反应的指标,常见的包括如下:

　　(1) 癌胚抗原(CEA):CEA 是一种常见的结直肠癌生物标志物,它是一种蛋白质,可以通过血液检测来评估结直肠癌的状况。CEA 水平的升高通常与结直肠癌的存在和复发有关。

（2）糖类抗原 19 - 9（CA19 - 9）：CA19 - 9 是一种糖蛋白，其水平在一些结直肠癌患者体内会升高，因此 CA19 - 9 也常被用作结直肠癌的生物标志物之一。

（3）糖类抗原 242（CA242）：CA242 也是一种糖蛋白，其在一些结直肠癌患者体内的水平也会升高，因此也被作为结直肠癌的生物标志物之一。

（4）视黄醇结合蛋白（CRP）：CRP 是一种炎症标志物，在结直肠癌患者中常常升高，可以作为结直肠癌患者预后和治疗反应的指标。

（5）DNA 甲基化标志物：DNA 甲基化是结直肠癌中常见的表观遗传学改变。一些特定的 DNA 甲基化标志物已经被发现可以作为结直肠癌的诊断和预后指标。

随着医学研究的不断深入，还会有更多新的生物标志物被发现并应用于结直肠癌的诊断、预后和治疗。这些生物标志物的检测可以帮助医生更准确地评估患者的病情，指导治疗方案的制定，并且有助于监测治疗效果和疾病进展情况。

（张家洧　王　燕）

90. 结直肠癌如何进行分期

癌症是逐步发展的疾病，癌细胞从无到有，病情从轻到重，属于不同的分期。恶性肿瘤的分期是临床诊断和后续治疗的重要依据，不同的分期对应着不同的治疗方案。临床上最常用的肿瘤分期方式即 TNM 分期。

TNM 分期由 T 分期、N 分期、M 分期 3 个要素组成，从不同方面评估肿瘤进展。T 指肿瘤原发灶浸润的深度，代表原发肿瘤的情况；N 代表区域淋巴结转移的情况；M 指远处转移，即肿瘤扩散到其他部位的情况。

（1）T 分期：肠壁从内到外分别是黏膜层、黏膜下层、固有肌层、浆膜层，根据肿瘤浸润的深度。T 分期如表 4-1 所示。

表 4-1　T 分期

分期	描　述
T_x	原发肿瘤无法评价
T_0	无原发肿瘤证据
T_{is}	原位癌，黏膜内癌（肿瘤侵犯黏膜固有层但未突破黏膜肌层）
T_1	肿瘤侵犯黏膜下层
T_2	肿瘤侵犯固有肌层
T_3	肿瘤穿透固有肌层到达结直肠旁组织
T_4	肿瘤侵犯腹膜脏层或侵犯或粘连于邻近器官或结构
T_{4a}	肿瘤侵犯腹膜脏层（包括肉眼可见的肿瘤部位肠穿孔，以及肿瘤透过炎症区域持续浸润到达脏腹膜表面）
T_{4b}	肿瘤直接侵犯或附着于邻近器官或结构

（2）N 分期：癌细胞生长到一定程度，可能通过淋巴管道到达周围淋巴结，形成淋巴结转移。癌症发展越到后期，淋巴结转移个数越多，因此根据转移数量不同形成 N 分期（表 4-2）。

表 4-2　N 分期

分期	描　述
N_x	区域淋巴结无法评价
N_0	无区域淋巴结转移

续　表

分期	描　述
N_1	有1~3枚区域淋巴结转移(淋巴结肿瘤直径≥0.2毫米),或无区域淋巴结转移,但存在任意数目的肿瘤结节
N_{1a}	有1枚区域淋巴结转移
N_{1b}	有2~3枚区域淋巴结转移
N_{1c}	无区域淋巴结转移,但浆膜下、肠系膜内或无腹膜覆盖的结肠、直肠周围组织有肿瘤结节
N_2	有4枚及以上区域淋巴结转移
N_{2a}	有4~6枚区域淋巴结转移
N_{2b}	有≥7枚区域淋巴结转移

(3) M分期:癌细胞通过各种形式转移到其他器官,俗称"晚期癌症";根据转移情况,形成M分期(表4-3)。

表4-3　M分期

分期	描　述
M_x	远处转移无法评价
M_0	影像学检查无远处转移
M_1	有远处转移
M_{1a}	远处转移局限于1个远离部位或器官,无腹膜转移
M_{1b}	远处转移分布于2个及以上远离部位或器官,无腹膜转移
M_{1c}	腹膜转移,伴或不伴其他部位或器官转移

根据TNM分期,可进一步确定结直肠癌的具体分期,一般为Ⅰ期、Ⅱ期、Ⅲ期、Ⅳ期,具体见表4-4。

表 4－4　结直肠癌分期

分期	N_0	N_1/N_{1c}	N_{2a}	N_{2b}
T_1	I	ⅢA	ⅢA	ⅢB
T_2	I	ⅢA	ⅢB	ⅢB
T_3	ⅡA	ⅢB	ⅢB	ⅢC
T_{4a}	ⅡB	ⅢB	ⅢC	ⅢC
T_{4b}	ⅡC	ⅢC	ⅢC	ⅢC
M_{1a}	ⅣA	ⅣA	ⅣA	ⅣA
M_{1b}	ⅣB	ⅣB	ⅣB	ⅣB
M_{1c}	ⅣC	ⅣC	ⅣC	ⅣC

　　cTNM 代表临床分期，pTNM 代表病理分期。病理分期可以比临床分期更好地指导下一步治疗及预测患者的预后。前缀 y 用于接受新辅助治疗后的肿瘤分期；前缀 r 用于经治疗获得一段无瘤间期后复发的患者。

（姜杰灵）

91. 结直肠癌的常用治疗方法有哪些（视频 13）

　　结直肠癌分为非转移性结直肠癌及转移性结直肠癌。

　　（1）非转移性结直肠癌的治疗：

　　1）内镜治疗：结直肠癌早期可通过内镜下微创手术进行治疗（图 4－5），常见术式包括内镜黏膜切除术（EMR）、内镜黏膜下剥离术（ESD）等。根据内镜切除术后的病理结果，确定下一步的治疗计划，即随访观察或追加手术或辅助化疗。有以下情况需要追加外科手术：①基底切缘阳性；②组织学分化差；③黏膜下浸润深度≥1 000 微米；④血管、淋巴结侵犯阳性；⑤肿瘤出芽 G2 或 G3。对于一些因肿瘤导致梗阻的患者，也可以进行内镜下肠道支架置入以缓解症状。

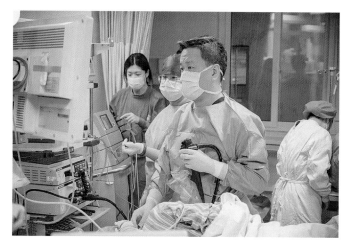

图 4-5　内镜下微创手术

2）外科手术：手术方式包括传统开腹手术及腹腔镜手术，手术切除范围为相应肠段的切除加区域淋巴结清扫。对于复发风险比较高的患者，术后需要辅助化疗；一般在术后 3 周左右开始，不应迟于术后 2 个月，总疗程一共为 6 个月。

3）内科治疗：包括化疗、放疗、靶向治疗、免疫治疗等。根据患者的病理结果、癌症分期，以及基因检测等结果，综合评估制定治疗方案，以达到缩小肿瘤、改善症状等目的。部分患者在内科治疗后，配合手术也可以达到治愈效果。

（2）转移性结直肠癌的治疗：结直肠癌常见转移部位有肝、肺、腹膜、卵巢、骨等部位。可以通过手术切除原发灶、转移灶及区域淋巴结，或用射频消融、微波消融治疗转移灶，或化疗、放疗等内科治疗方式控制肿瘤发展。

（钟芸诗　姜杰灵）

92. 结直肠癌根治术是如何进行的

结直肠癌根治术（大肠切除术）通常分为几种不同的手术方式，这些方式的选择取决于患者的具体病情和肿瘤的特性。以下是几种常见的切除手术方法：

（1）内镜下切除：对于肿瘤较小且没有发生转移的患者，医生可能会选择内镜下切除。这种方法通过肠镜直接观察肠道内部，并使用特殊工具切除肿瘤。这种方法创伤小、恢复快，适用于早期结直肠癌的治疗。

（2）开腹手术：如果肿瘤较大或已经发生转移，医生可能选择开腹手术。在手术过程中，医生会逐层切开腹壁各层组织，进入腹腔寻及病变肠管，确定拟切除范围，切断并结扎相关的血管和系膜，最后将病变肠管切除并进行吻合。这种手术方法创伤较大，恢复时间也较长。

（3）微创手术：腹腔镜手术是一种微创手术方法，医生通过腹腔镜观察腹腔，发现病变肠管，再使用特殊器械进行手术。这种方法可以减少手术创伤和疼痛，缩短恢复时间。适用于一些肿瘤较小、分期较早的患者。近年来，达芬奇机器人手术也越来越流行，其具有术中出血少、术后康复快、术后并发症少的特点，在低位直肠癌手术中有更大的保肛优势。

此外，还有一些其他的手术方式，如经肛门肿物切除、经腹会阴联合切除术等。这些手术方式的选择取决于患者的具体病情和肿瘤的特性。

在手术过程中,医生会尽量保护患者的正常组织,减少手术创伤和并发症的发生。同时,在手术前后,患者也需要接受相应的检查和治疗,以确保手术的顺利进行和恢复。具体手术方法和治疗方案应由医生根据患者的具体情况制定。

(张龙龙)

93. 内镜在结直肠癌治疗中的作用是什么

内镜在结直肠癌的诊断、治疗及随访中都有着重要的作用。

(1)筛查:我国结直肠癌发病率和死亡率从 40 岁时起呈快速增长趋势,因此推荐 40 岁进行第 1 次肠镜检查,有助于早期发现结直肠癌,以及腺瘤、异型增生等癌前病变。

(2)诊断:结肠镜检查及病理活检是结直肠癌诊断的金标准。白光结肠镜、色素内镜、电子染色内镜、放大内镜、共聚焦显微内镜等技术均有助于发现病灶并对病灶进行评估。近几年人工智能辅助诊断技术也飞速发展,对提高病灶检出率有一定帮助。

对于活检确诊结直肠癌的患者,超声内镜有助于判断结直肠癌病灶的浸润深度,能从垂直方向直接观察病变的浸润深度及周围器官的浸润情况,据此预测病灶有无转移,是否适合内镜下治疗。

(3)治疗:对于癌前病变及早期的结直肠癌病灶,可以进行内镜手术治疗。具体的内镜治疗术式可以根据病变的位置、大小、形态及可能的性质来选择。而癌症发展到一定程度后,可能出现出血、穿孔、梗阻等并发症,内镜下也可以进行相应的止血、闭合穿孔部位、球囊扩张、肠道支架置入等治疗,以缓解症状。

（4）随访：内镜术后的患者，根据切除病灶的性质、大小及数量等因素决定不同的随访间隔，而结直肠癌外科手术后也需要定期行结肠镜复查，科学地进行内镜检查随访，有助于判断治疗效果、预防复发。

（姜杰灵）

94. 化疗与放疗在结直肠癌治疗中扮演什么角色

化疗是结直肠癌治疗的基石，是治疗过程中的重要一环。即使患者已经接受了外科治疗和放疗，但仍有复发和转移的可能。因此，化疗是提高结直肠癌疗效、防止复发，延长患者生存期、改善患者生存质量的一种重要治疗方法。

化疗是通过使用化学治疗药物，让化疗药物随血液前往全身各处，一路"追杀"潜逃的肿瘤细胞以达到治疗目的。化疗可分为新辅助化疗（术前化疗）和术后辅助化疗。新辅助化疗可以使肿瘤缩小，使部分没有机会行根治手术的患者获得机会；而术后辅助化疗可防止术后复发。一般认为，除了I期结直肠癌患者外都建议术后进行化疗 3～6 个月，并定期检查，关注不良反应及治疗效果。

放疗是指利用 X 线或其他射线照射肿瘤，从而使肿瘤细胞遭到破坏而达到治疗目的的方法。对于幼稚和生长旺盛的肿瘤细胞作用很大，但也对周围正常组织细胞有破坏作用。放疗也可分为术前放疗及术后放疗。术前放疗有其独特优势，可使肿瘤降期，并使肿瘤最大限度缩小，保证手术安全切除，减小术中播散概率。而术后放疗的主要目的是巩固手术治疗效果，降低局部复发风险。

结直肠癌放疗的主要作用包括：①实现器官功能保留，提高患者生活质量；②控制原发肿瘤，缩小肿瘤体积与浸润范围，降低肿瘤活性,从而提高手术切除率;③控制复发和转移。

(时 强 李 冰)

95. 结直肠癌的靶向治疗和免疫治疗有哪些

结直肠癌的靶向治疗可分为抗血管内皮生长因子(VEGF)及其受体为靶点、针对以表皮生长因子受体(EGFR)为靶点的靶向治疗,以及多靶点激酶抑制剂类药物治疗。VEGF为靶点的靶向治疗主要通过抗肿瘤血管生成以切断肿瘤细胞的营养供应,常见的药物包括贝伐珠单抗、阿柏西普等。EGFR为靶点的靶向治疗主要通过切断肿瘤生长过程中的信号通路来抑制肿瘤细胞生长,常见的药物包括西妥昔单抗、帕尼单抗。

结直肠癌的免疫治疗是通过激活人体自身免疫系统来抗击肿瘤。其中,最具有代表性的是程序性死亡蛋白-1(PD-1)/程序性死亡蛋白配体1(PD-L1)抑制剂、细胞毒性T淋巴细胞相关抗原4(CTLA-4)抑制剂,它们主要通过解除肿瘤细胞对人体免疫系统的抑制,重新开启人体自身免疫系统来对抗肿瘤。常见药物包括恩沃利单抗、斯鲁利单抗、帕博利珠单抗等。

(时 强 李 冰)

96. 什么是新辅助治疗结直肠癌(视频14)

新辅助治疗结直肠癌是一种在手术前进行的治疗策略,旨在通过化疗、放疗或两者结合的方式来缩小肿瘤、提高手术切除率、降低局部复发率,并可能提高保肛率,延长患者生存期。这种治疗方法对于局部进展期的直肠癌尤为重要,因为它可以帮助降低肿瘤的分期,使原本可能无法切除的肿瘤变得可以被切除,或者提高根治性切除的可能性。

对于错配修复缺陷(dMMR)或高度微卫星不稳定(MSI-H)型的结直肠癌患者,新辅助免疫治疗是一个研究热点,因为这部分患者对免疫治疗较为敏感。而对于错配修复完整(pMMR)或微卫星稳定(MSS)型的患者,新辅助免疫治疗的研究也在进行中,以期找到更有效的治疗方案。

新辅助治疗的一个关键进展是全程新辅助治疗(TNT),这种治疗模式将术后辅助治疗提前至术前,所有治疗均在术前完成,即由传统的"术前放化疗＋手术＋术后化疗"变为"术前化疗＋术前放化疗＋手术"。全程新辅助治疗的优势在于在术前患者体力状态最佳时完成所有的放、化疗,放、化疗的毒性更小、患者依从性更好、治疗完成率更高。

新辅助治疗面临的挑战包括治疗适应证的选择和疗效的判断。总之,新辅助治疗结直肠癌是一种多模式、个体化的治疗策

略,旨在改善患者的手术结果和长期生存。随着新辅助治疗研究的不断进展,有望为结直肠癌患者提供更多的治疗选择和更好的预后。

(许剑民　吕　洋)

97. 目前结直肠癌治疗有哪些创新(视频 15)

结直肠癌的传统治疗包括了手术治疗、化疗、放疗、靶向治疗等。近些年来,结直肠癌治疗领域取得了许多显著进展,多项创新治疗策略为患者带来了新的希望。

（1）机器人辅助低位直肠癌根治术：对于中低位直肠癌患者，由中山医院结直肠外科牵头的 REAL 试验是首项提示机器人手术对比传统腹腔镜手术存在手术质量和术后并发症等获益的随机对照研究，低位直肠癌手术在机器人辅助系统下能够显著提高保肛成功率，降低环周切缘阳性率，降低术中和术后 30 天并发症发生率(图 4 - 6、图 4 - 7)。

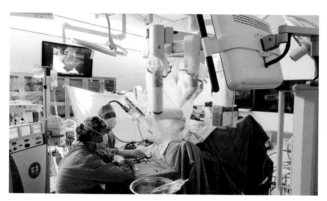

图 4 - 6　机器人手术组团队

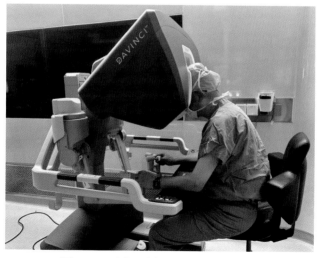

图 4 - 7　手术医生操作机器人手术系统

（2）特定类型结直肠癌的免疫治疗：在 dMMR 型结直肠癌中，免疫治疗显示出高度有效性，病理学完全缓解率约达到60%。这一治疗策略有望成为 dMMR 型结直肠癌患者的标准治疗，尤其是对于林奇综合征患者，其有效性达到80%。

（3）靶向治疗联合化疗方案新策略：在结直肠癌肝转移中，结直肠外科开展的系列研究均显示，以 RAS 基因状态为指导的靶向治疗联合化疗策略可以显著提高肝脏转移灶的转化切除率，提高患者预后。

（4）器官保留策略：对于新辅助治疗后达到临床完全缓解的患者群体，等待观察策略的安全性和有效性已在多项研究中得到验证。这种策略可以在不降低肿瘤学疗效的前提下，减少不必要的手术创伤和风险，大幅提高患者生活质量。

（5）基于"肿瘤微血管及免疫微环境"理论的抗肿瘤新思路：血管生成是肿瘤增殖、侵袭和转移的关键条件之一，以血管优化为标准的抗血管生成治疗已逐渐广泛应用，但仍存在治疗效果不足、耐药性等问题。随着对肿瘤免疫微环境认识的不断深入，抗血管生成联合免疫治疗成为一种潜在可行的治疗策略，已有临床研究开展，包括中山医院的 BECOME3 研究。它可以通过增加免疫效应细胞的浸润，来增强免疫治疗疗效，产生"1＋1＞2"的效果。

（6）分子指导的个体化治疗：结直肠癌存在异质性，治疗趋势逐渐转向个体化治疗。根据基因状态、微卫星状态等分子检测结果，可以更好地采取针对性治疗措施，以改善患者的生存状况及预后。

这些创新点不仅提高了治疗效果，还改善了患者的生活质量，为结直肠癌患者提供了更多的治疗选择。随着研究的深入,我们期待未来会有更多的创新治疗策略出现。

(许剑民 吕 洋)

98. 直肠癌治疗前的关键检查——直肠 MRI

(1)直肠 MRI 的优势:在直肠癌的治疗过程中,准确的分期和全面的病情评估至关重要,这为制定有效的治疗方案提供了基础。直肠 MRI 凭借其在软组织细节呈现上的独特优势,能够清晰显示肿瘤与周围组织和器官的关系,从而全面评估肿瘤的特征和分期,为治疗方案的制定提供关键诊断信息。与 CT 检查不同,直肠 MRI 避免了辐射并提供了更高分辨率的图像。与内镜和超声相比,直肠 MRI 在展示直肠癌局部病变的细节上更具精确度,能够清楚地显示肿瘤的侵袭深度及是否存在淋巴结转移。

(2)直肠 MRI 的作用:

1)治疗前的全面评估:通过精确的直肠 MRI 检查,能够获取关于肿瘤位置、侵袭深度、淋巴结转移及高危因素等重要信息,从而为患者制定最合适的个性化治疗方案,最大限度地提高治愈率并降低复发风险。

精确定位肿瘤位置:肿瘤的精确定位是制定直肠癌治疗方案的基础。通过直肠 MRI,医生可以精确测量肿瘤到肛门的距离,并与内镜检查结果对比,以便制定合适的手术方案。若肿瘤位置较高侵犯腹膜,术前放化疗可以帮助缩小肿瘤、降低复发风险。低位直肠癌术后可能需要永久性造口。对于靠近肛门的肿瘤,需特别评估肛周肌肉是否被侵犯,如果已受累,通常建议先行放化疗,以降低复发和扩散的风险。

明辨肿瘤侵袭深度和淋巴结转移:通过直肠 MRI 评估,如果肿瘤较小,仅局限于直肠表层且无淋巴结转移,综合内镜及穿刺病理结果医生可以考虑是否采用微创手术方式。当肿瘤较深或扩散至周围组织时,医生通常建议放化疗以缩小肿瘤。直肠 MRI 还能帮助发现可疑的淋巴结转移,若存在转移风险,医生会建议术前放化疗,以提高手术效果并降低术后复发风险。

全面评估高危因素:在直肠癌患者中,有一些高危因素会影响预后,比如血管受侵、癌细胞扩散结节,以及淋巴结外扩散。直肠 MRI 具有很好的软组织成像效果,能无创识别这些高危因素。直肠 MRI 可以帮助医生分层评估风险,从而筛选出高风险患者,并提供术前放疗以提升治疗效果。而对于无高危因素的患者,可以避免不必要的放疗或化疗,从而减少副作用,减轻身体负担,并降低治疗费用。

2) 治疗全程的密切监测:

新辅助放疗、化疗疗效评估:对于术前接受新辅助放疗和化疗的患者,了解肿瘤是否缩小或消失对治疗决策尤为重要。直肠 MRI 不仅可以显示肿瘤的大小变化,还能够捕捉肿瘤内部质地的变化,从而评估治疗后肿瘤的残余活性及坏死情况。部分接受化疗或放化疗的患者能够实现完全缓解,肿瘤病灶完全消失。对于这些患者,通过持续观察和定期检查,可以避免不必要的手术干预,保留直肠功能,从而提高患者的生活质量。

治疗随访过程中的复发检测:治疗后的复发风险是癌症患者面临的重要挑战,直肠 MRI 的无创特性使得患者可以进行多次检查,以实时追踪病情进展。通过定期的直肠 MRI 检查,医生可以监测肿瘤原发部位是否出现新病灶,或是否有新的异常病变,这些变化可能提示复发风险。早期发现复发迹象,使医生能够及时采取应对措施，防止病情进一步恶化。

直肠 MRI 在癌症治疗监测中不仅是"观察工具"，更是医生精准决策的重要依据。通过高分辨率的毫米级监测，直肠 MRI 在治疗全程中实现对肿瘤的全面评估、残余组织的精确鉴别和复发风险的有效预警。医生据此制定个性化治疗方案，优化治疗效果，提升患者生活质量。

（缪庚运　曾蒙苏）

99. 结直肠癌患者如何改善生活质量

结直肠癌患者在改善生活质量方面可以从多个方面入手，以下是一些建议：

（1）保持良好的饮食习惯：结直肠癌患者应该遵循医生或营养师的建议，选择易消化、高蛋白质、低脂肪、高热量的食物，如细软的半流质食物，如米汤、米粥等。同时，注意食物的多样化，多摄入新鲜蔬菜和水果，以补充充足的维生素和矿物质。避免抽烟、饮酒，以及过度摄入红肉和加工肉类等高脂肪、高盐、高糖的食物。

（2）规律运动：适当的运动可以增强患者的体质和免疫力，有助于改善心情和睡眠质量。建议每周至少进行 150 分钟的有氧运动，如健步走、慢跑、游泳等。运动时应逐渐增加运动强度和时间，避免过度疲劳。对于直肠癌术后患者，可锻炼缩肛运动。

（3）创造舒适的生活环境：为患者创造一个舒适、安静、温馨的生活环境，有助于缓解患者的紧张情绪和焦虑心理。保持室内空气流通、光线充足，定期清洁和消毒，以减少细菌和病毒的滋生。

（4）积极参与社交活动：鼓励患者积极参与社交活动，与家人、朋友和同事保持联系，分享自己的心情和经历。这有助于缓解患者的孤独感和抑郁情绪，增强自信心和自尊心。

（5）心理疏导：对于存在心理问题的患者，如焦虑、抑郁等，应寻求专业的心理咨询或治疗。通过心理疏导，帮助患者正确面对疾病，树立战胜疾病的信心，提高生活质量。

（6）遵循医嘱：患者应严格遵循医生的治疗方案和用药指导，按时服药、复查和随访。如有任何不适或疑问，应及时与医生沟通，以便及时调整治疗方案。

总之，结直肠癌患者在改善生活质量方面需要综合考虑饮食、运动、环境、社交和心理等多个方面。通过综合治疗和护理，可以有效提高患者的生活质量，延长生存期。

（张龙龙）

100. 结直肠癌术后的饮食建议是什么

首先，要控制高脂肪、高蛋白质、低纤维的食物摄入。这类饮食会产生较多致癌物质，长期作用于大肠可增加结直肠癌发生率。建议少吃或不吃富含饱和脂肪和胆固醇的食物，如猪油、牛油、肥肉、动物内脏等，也要避免油炸食品。

其次，应增加膳食纤维的摄入。膳食纤维有助于刺激肠蠕动、增加排便次数，减少致癌物质和细菌在肠道内的停留时间。建议每日摄入 35 克以上的膳食纤维，多选择魔芋、大豆及其制品、新鲜蔬果、藻类等高纤维食物，主食可选择玉米、豆类等粗粮，避免过于精细的米面制品。

再次，适度补充微量元素也很重要。新鲜蔬果中富含胡萝

卜素和维生素 C;核桃、花生、奶制品、海产品等食品含有维生素
E;麦芽、鱼类、蘑菇等食物富含硒。这些微量元素都具有一定的
抗癌作用。适当摄入牛奶也有益处,其中的维生素 A、维生素 C
和钙能够刺激免疫系统,降低结直肠癌发生风险。

最后,饮食禁忌也需牢记。要避免摄入刺激性强的食物,如
过冷或过热食物、辛辣食物、含酒精饮料、洋葱、油炸食品等,以
免刺激肠道,引起不适或术后并发症。

总之,结直肠癌术后饮食调整需遵医嘱,减少高脂肪、高蛋
白质食物,增加膳食纤维,适度补充微量元素,避免刺激性食物。
同时养成良好的进食习惯,定时定量,细嚼慢咽。如有不适,应
及时咨询医生,调整饮食方案。相信通过合理的饮食调理,定能
降低复发风险,促进康复,提高生活质量。

(刘歆阳)

101. 造口患者如何自我管理

首先,选择合适的造口护理用品非常必要。术后早期建议
使用透明、无碳片的开口袋,方便观察造口情况。康复期可根据
排泄物的稠稀程度和腹部的平坦或膨隆情况,选择开口袋、闭口
袋、平面底盘或凸面底盘,若造口回缩还需额外使用腰带加以
固定。

其次,正确更换造口袋的方法也需掌握。当造口袋内排泄
物达到 1/2～2/3 时,应及时排放;当造口底盘出现发白或卷边
时,需尽快更换。更换时,造口边缘与用品开口之间保持约 3 毫
米的空隙,以免压迫造口影响血液循环,严重时可导致造口坏
死。清洁造口时使用浸湿温水的柔软棉质毛巾或湿纸巾即可,

切忌使用酒精等刺激性消毒液。再者,及时识别和处理造口并发症十分关键。正常造口应呈红润色,血运良好,高度1.5～2.5厘米,形状规则,无水肿、回缩、狭窄等异常,周围皮肤完好无损。如出现浅表渗血,可压迫止血;轻度水肿时,可放射状剪裁造口底盘;示指难以伸入造口则提示狭窄,应调整饮食,如减少芹菜等粗纤维食物的摄入,增加饮水量,必要时使用药物;针对皮肤损伤,应全面评估损伤情况,根据情况选用护肤品、敷料;过敏者可停用致敏物并遵医嘱用药。若出现较严重的并发症如大出血、重度水肿、坏死、回缩、狭窄、脱垂、瘘管、疝等,应及时就医。

最后,造口患者还应养成良好的生活习惯,如定时排便、避免久坐或提重物、保持造口皮肤清洁干燥等。同时也要注意营养均衡,适度运动,保持乐观积极的心态。遇到问题要及时咨询医护人员,定期复查,这样才能更好地恢复健康,提高生活质量。

(刘歆阳)

102. 如何管理结直肠癌患者的疼痛和不适

管理结直肠癌患者的疼痛和不适是综合治疗过程中的重要一环。以下是一些建议,以帮助管理结直肠癌患者的疼痛和不适。

(1) 评估疼痛:医护人员需要准确评估患者的疼痛程度、部位和性质。这可以通过患者的表情、体位、呼吸、心率等指标进行判断,并结合患者的自述进行综合评估。

(2) 使用止痛药物:根据疼痛评估的结果,医护人员可以给予患者相应的止痛药物。常用的止痛药物包括布洛芬缓释胶囊、对乙酰氨基酚片等,这些药物可以缓解患者的疼痛症状。然而,在使用止痛药物时,需要遵循医嘱,按照正确的剂量和用药时间进行给药,以避免药物滥用和依赖。

(3) 放疗和化疗:对于晚期结直肠癌患者,或存在骨转移、脑转移等情况的患者,放疗和化疗是常用的治疗手段。放疗可以杀死癌细胞或抑制其生长,从而减轻患者的疼痛。化疗则是通过使用化学药物杀灭癌细胞,改善患者的症状并延长生存期。然而,放疗和化疗也存在一定的副作用,如恶心、呕吐、疲劳等,需要医护人员和患者共同关注和管理。

(4) 手术治疗:如果患者出现肠梗阻、肠穿孔等紧急情况,可能需要进行手术治疗。手术治疗可以迅速解除患者的痛苦,并改善其生活质量。然而,手术治疗也存在一定的风险和并发症,需要医护人员和患者共同权衡利弊并做出决策。

(5) 非药物缓解疼痛的方法:除了药物治疗外,还可以使用一些非药物缓解疼痛的方法,如变换体位、分散注意力、减少周围环境刺激、行放松疗法等。这些方法可以帮助患者减轻疼痛,并提高患者的舒适度。

(6) 监测生命体征:医护人员需要密切监测患者的生命体征,如心率、血压、呼吸等,以及时发现异常情况并采取相应的处理措施。

(7) 心理支持:结直肠癌患者常常面临巨大的心理压力和负面情绪,医护人员需要给予患者足够的心理支持。可以通过与患者交流、倾听患者的需求、给予患者鼓励和安慰等方式来缓解其心理压力和负面情绪。

总之,管理结直肠癌患者的疼痛和不适需要医护人员和患者共同努力。通过准确的疼痛评估、合理的药物治疗、必要的手术治疗、非药物缓解疼痛的方法,以及心理支持等手段的综合应用,可以有效地缓解患者的疼痛和不适,提高患者的生活质量。

（张龙龙）

103. 结直肠癌患者如何应对身体形象的变化

结直肠癌患者可能会因为疾病和治疗导致的身体形象变化而感到不适或焦虑。以下一些建议，可以帮助结直肠癌患者应对身体形象的变化。

（1）接受现实：患者需要接受自己身体形象已经发生变化的事实。这是应对变化的第一步，也是建立积极心态的基础。

（2）寻求支持：与家人、朋友或专业医护人员分享自己的感受，寻求他们的支持和理解。他们可以提供情感上的支持，帮助患者更好地应对身体形象的变化。

（3）穿着打扮：选择合适的服装和配饰来遮盖或减轻身体形象的变化。例如，可以选择宽松、柔软、舒适的衣物，避免紧身或暴露的服装。

（4）护肤和美容：保持皮肤的清洁和滋润，使用适合自己肤质的护肤品。此外，可以通过化妆、发型等方式来提升自己的外貌和自信心。

（5）锻炼和健身：适当的锻炼和健身有助于改善身体状况，减轻身体的疼痛和不适。同时，锻炼可以帮助患者塑造更健康的身体形象，提高自信心。

（6）专业心理咨询：如果患者感到特别困扰或无法应对身体形象的变化，可以寻求专业心理咨询师的帮助。他们可以提供个性化的建议和支持，帮助患者更好地应对身体形象的变化。

（7）转移注意力：将注意力从身体形象的变化上转移到其他

方面,例如兴趣爱好、工作、社交等。这有助于减轻对身体形象的过度关注,提高生活质量。

总之,结直肠癌患者需要以积极的心态来应对身体形象的变化。通过接受现实、寻求支持、穿着打扮、护肤和美容、锻炼和健身、专业心理咨询及转移注意力等方式,患者可以更好地应对身体形象的变化,提高自信心和生活质量。

(韩华中)

104. 结直肠癌患者的心理健康支持有哪些

结直肠癌患者从诊断初期到结束治疗,其情绪会随着癌症的确诊和治疗的进行而受到影响。尤其在诊断期和治疗的早期阶段,焦虑、抑郁等负性情绪最为严重。对抗结直肠癌,应该做好哪些心理准备?

(1) 纠正"癌症＝死亡"的错误观念:随着医疗的进步,结直肠癌患者的生存时间得以延长,其5年生存率从47.2%上升到56.9%。许多长期奋战在抗癌战线上的患者也更希望别人以普通人的身份看待他们。所以"癌症≠死亡",以正确的态度认识疾病而非单纯恐惧或逃避是十分必要的。

(2) 做好与癌症长期斗争的心理准备:结直肠癌的治疗是一个漫长的过程,其间可能经历因为治疗而带来的不良反应,甚至病情不稳定,疾病复发。在接受治疗的过程中,可以多去做一些自己喜欢的事情,培养兴趣爱好,如养花、钓鱼、听音乐、看书、下棋、公园散步等都是不错的方式。癌症只是未来生活的一部分,好好生活,过好当下每一天。

(3) 做好团队作战的心理准备:对抗结直肠癌,是患者自身、家庭及医护工作者三方一体的团队工作。主动出击,从改变生活习惯开始,参与对抗结直肠癌的战斗中,如戒烟酒、多饮水、忌辛辣、多户外散步等;接受自己的情绪,容许自己去悲伤和去发泄,唱歌、倾诉、哭泣、摔东西都是正常的表达方式;寻找病友,互相鼓励,从同伴那里获得积极的心理暗示。与家人坦诚交流病情,从家庭那里得到悉心的关怀和亲情的鼓励;诉说自己最真实的感受和渴望,告诉家人自己希望与他们一起做些什么;当自己不想见人的时候,坦然告诉亲朋好友,不要让他们担心。不要懈怠、逃避治疗,选择信任的医生,得到专业的支持和心理疏导。

　　当患者在被确诊为结直肠癌的那一刻,就已经开始和癌症抗争了,这是一个漫长而艰辛的过程。如果能以正确的态度对待疾病,能建立良好的心理状态,积极应对,与外界保持良好的社交关系,才能在与结直肠癌的对抗中赢得更多的获胜机会。

(成　婧)

105. 结直肠癌研究的最新进展是什么

　　在结直肠癌的治疗和研究方面,近年来已经取得了一些显著的进步。以下是一些最新的研究进展:

　　(1)靶向疗法的发展:针对结直肠癌中特定基因变异的靶向疗法正在不断发展。例如,针对 *KRAS G12C* 突变的抑制剂 GFH925 已经获得了美国食品药品监督管理局(FDA)的临床试验许可,用于针对 *KRAS G12C* 突变型难治、转移性结直肠癌患者的治疗。这是全球首个临床获批的 *KRAS G12C* 抑制剂单药治疗结直肠癌Ⅲ期试验。

　　(2)免疫治疗:免疫治疗在结直肠癌中的应用也在逐渐增

多。例如,一些研究表明,针对 PD-1 或 PD-L1 的免疫治疗药物在某些结直肠癌患者中显示出良好的疗效。

(3)精准医疗:随着基因测序技术的发展,对结直肠癌的精准医疗也在不断进步。通过对患者的基因测序,可以更准确地了解患者的肿瘤特性,从而制定更个性化的治疗方案。

(4)手术技术的进步:手术是治疗结直肠癌的重要手段之一。近年来,随着机器人手术等技术的发展,手术精度和安全性得到了显著提高。

(5)早期诊断:早期诊断对于提高结直肠癌的治愈率和患者生活质量至关重要。近年通过开发新的筛查技术和方法,如液体活检等,可以更早地发现结直肠癌,从而提高治疗效果。

(6)其他:一些新的研究正在探索结直肠癌的发病机制、转移机制等,以期为结直肠癌的治疗和预防提供更多的理论支持。

总的来说,结直肠癌的研究正在不断进步,新的治疗方法和药物不断涌现,为患者带来了更多的希望和机会。

（韩华中　陆品相）

106. 结直肠癌患者的康复训练包括哪些方面

结直肠癌患者的康复训练是一个综合性的过程,旨在帮助患者恢复体力、提高生活质量,并降低复发的风险。以下是康复训练的一些主要内容:

(1)呼吸锻炼:患者应该按照医生或物理治疗师的建议,定期进行呼吸锻炼,以活动肺部,使痰容易咳出,有助于改善肺功能。

(2)有氧运动:适当的有氧运动,如散步、跑步、游泳等可以提高心肺功能和健康状况,增强身体的耐力和抵抗力。患者可以根据自身的情况选择适宜的有氧运动方式进行锻炼。

（3）力量训练:力量训练可以帮助恢复和增加肌肉力量。结直肠癌手术后可能导致肌肉力量下降,因此患者可以通过举重、弹力带练习等方式进行力量训练。但需要注意不要过度负荷,避免对手术部位造成过大压力。

（4）平衡训练:术后可能会影响身体的平衡能力,进行平衡训练可以帮助患者提高平衡能力和减少跌倒的风险。患者可以尝试单脚站立、闭眼平衡等练习。

（5）腹部和盆底肌功能锻炼:对于直肠癌患者,术后腹部和盆底肌功能锻炼尤为重要。腹部锻炼可以通过仰卧起坐、平板支撑等动作来增强腹部力量。盆底肌功能锻炼则可以通过提肛运动等特定动作来加强盆底肌肉,改善盆腔器官支持力及促进整体康复。

（6）渐进式康复训练:指根据个体差异制定个性化方案,在物理治疗师监督下逐步提高活动范围和强度。目标是循序渐进地恢复身体功能,适合术后各阶段的患者。

（7）营养支持治疗:涉及提供均衡饮食或补充营养素以辅助机体修复。可能包含高蛋白质、易消化食物或口服营养补充剂。在整个康复过程中都应考虑患者的营养状态,并根据医嘱调整饮食。

（8）其他:正在接受放疗或化疗的患者,体能活动计划应从低强度、短时长开始,并根据患者的具体情况逐渐调整。对于年龄较大或合并其他健康问题(如骨质疏松、关节炎等)的患者,制定运动计划时应特别关注患者的安全,避免造成损伤。

在整个康复过程中,患者应保持积极的心态,遵循医生的建议,并与医生保持良好的沟通;定期复查以监测病情变化,并根据需要调整康复计划。

（韩华中）

107. 结直肠癌的预防策略有哪些

多数结直肠癌患者在确诊时已属于中晚期，对人们的生活造成巨大影响。那么，该如何预防此类疾病发生呢？定期筛查与提前预防至关重要。筛查方法包括如下几种：

（1）直肠指检：结直肠癌筛查方法最方便快捷的方法是直肠指检，医生通过直肠指检可以确定肿瘤的大小、位置、形状、浸润深度。但是这仅限于直肠部位的体检。

（2）肠镜检查：是最常用的方法，也是最直观和准确的方法。因为肠镜检查可以对整个大肠进行观察，是目前最有效的筛查方法。在肠镜下，可以更清晰地看到肠道内的病变及出血情况，探测是否有异常组织。有必要的话，可以直接取出组织进行病理活检。

（3）粪便潜血检查：这是结直肠癌筛查最原始的方法，具有快速、简单的特点。只要有任何一次粪便潜血检查是阳性的，就需进一步肠镜检查明确。

（4）肠癌无创基因检测：通过检测脱落至肠腔并随粪便排出体外大肠肿瘤细胞，能在癌前病变阶段，检测出肠癌风险。无痛无创，居家采样，准确率高。

（5）外周血 DNA 检测：外周血中循环肿瘤 DNA（ctDNA）是一类源于肿瘤细胞的双链 DNA 片段，研究证实肿瘤患者 ctDNA 所携带的肿瘤基因组信息与肿瘤组织具有良好的一致性，成为结直肠癌早期诊断的方法之一。

以上是健康体检时筛查结直肠癌的方法,但更重要的是,平时生活中该如何做才能够有效预防结直肠癌的发生呢？预防方法如下：

　　(1) 健康饮食、均衡营养:如控制脂肪摄入、增加纤维膳食,以鱼、禽、低脂奶制品代替动物油过多的肉食,以煮、蒸食物代替油炸食品。多摄入新鲜蔬菜、水果,戒烟、限酒,适量补充维生素 D 和钙、维生素 E 及某些矿物质的摄入等,有助于预防结直肠癌的发生。

　　(2) 排便情况:减少肠道内致癌物质的停留,改善便秘,减轻体重,从而降低结直肠癌的发生率。

　　(3) 适量运动:运动可缩短粪便在肠道中的通过时间,从而减少了致癌物与肠黏膜接触的机会。增加运动使结直肠癌发生的相对危险度明显降低。

　　(4) 有症状及高危因素人群,需定期进行肠镜检查,如有遗传因素、胆囊切除、血吸虫感染史、肠道息肉病史等人员,做到早发现、早诊断、早治疗。

(张　瑜)

108. 肠息肉与结直肠癌的关系是什么

　　肠息肉其实就是肠道壁表面黏膜长出来向肠腔内生长的隆起样改变。结直肠、小肠、直肠都有可能发生,以结直肠居多。有良性的,也有变异最后会发展成恶性的,最终形成肠癌。

　　肠息肉形成原因如下：

　　(1) 慢性炎症:某些疾病造成肠道的慢性感染,例如溃疡性结肠炎、克罗恩病、慢性肠炎、便秘等。慢性炎症的反复刺激造成肠道的增殖、修复,无形之中就增加了息肉生成的机会。

（2）遗传因素:父母等直系亲属曾经得过肠道肿瘤或者息肉,发生肠息肉的风险也会明显升高。因为患者携带有肠息肉的易感基因,那后代也容易带有这种基因,从而易发息肉疾病。

（3）不良生活习惯:多肉类少蔬菜和水果,长期吃咸菜、烧烤等腌制、熏烤食物,吸烟、喝酒,运动少,这些因素也促成了肠息肉的发生。

（4）其他:年龄增长、糖尿病、免疫力降低等都促成了息肉生长。

以上的原因和结直肠癌的发生大同小异,肠息肉和结直肠癌发生关系密切,发生诱因相似,若变异性或肿瘤性息肉（如管状腺瘤、绒毛状腺瘤等）发现时未能早期及时处理,最后有可能发展成结直肠癌。

但并不是所有肠息肉都会变成结直肠癌,广大民众可以养成良好健康饮食习惯,戒烟、限酒,定期检查,早期发现,咨询专业医生,早期处理,就可以切断息肉与结直肠癌的连接,提高生活质量。

（张　瑜）

109. 结直肠癌患者的家族史调查有何重要性

结直肠癌的家族史调查对于结直肠癌的预防、早期发现和治疗等方面具有重要意义。

首先,结直肠癌有一定的遗传概率。研究表明,具有结直肠癌家族史的人患上结直肠癌的风险会显著增加,为一般人的 2～3 倍。而且,在有结直肠癌家族史的人群中,结直肠癌的发病年龄往往较早。因此,通过家族史调查,医生可以识别出高风险人群,并为他们提供更早、更密集的筛查和监测。

其次,家族史调查有助于医生制定个性化的预防和治疗策略。对于具有结直肠癌家族史的人,医生可能建议他们进行更频繁的结肠镜检查、粪便常规和潜血试验、血清 CEA 检测等筛查手段,以便更早发现和处理可能的癌变。同时,对于已经确诊的结直肠癌患者,家族史调查也可以帮助医生了解患者的遗传背景,从而制定更精准的治疗方案。

此外,家族史调查还有助于提高公众对结直肠癌的认识和警觉性。通过了解家族中是否有结直肠癌患者,个人可以更加关注自己的肠道健康,并采取相应的预防措施,如调整饮食习惯、增加运动等。

总而言之,结直肠癌的家族史调查对于预防、早期发现和治疗结直肠癌具有重要意义。对于有家族史的人群,建议定期进行相关筛查和监测,以便及时发现和处理可能的癌变。同时,提高公众对结直肠癌的认识和警觉性也是预防结直肠癌的重要措施之一。

(韩华中　黄　河)

110. 结直肠癌术后康复有哪些注意事项(视频 16)

结直肠癌患者术后的康复与饮食、营养因素密切相关。

(1) 饮食:手术后早期饮食分为 4 个阶段(图 4－8)。第 1 阶段以清流质为主,如清水、果汁、鸡汤、鱼汤等;第 2 阶段改为流质饮食,如藕粉、米汤、稀粥、米糊等;第 3 阶段为半流质饮食,如粥类、小馄饨、挂面汤等,术后 1 个月待肠道功能恢复可逐步过渡到第 4 阶段,为软饭或普通饮食。待胃肠功能完全恢复后,饮食应丰富多样,多进食营养价值较高、清淡又易吸收的食物,尤其是优质动物蛋白;多进食富含膳食纤维的蔬菜,如芹菜、白菜,有助于刺激肠蠕动,利于排便通畅,从粪便中带走致癌及有毒物质。注意:整个过程应少吃多餐,忌烟、酒及生、冷、硬、辣和过热及粗粮类食物;忌豆类、萝卜等会产生大量气体的食物,避免引发造瘘口周围疝气。

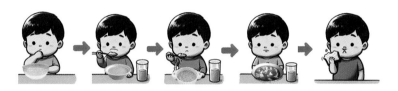

图 4-8 术后饮食递进选择

（2）运动:一般术后 2 周就可以进行散步、练习八段锦等轻微运动,但需要注意量力而行;参加一些力所能及的活动,避免过度用力及弯腰,以免引起造口周围疝气及造口的意外受损。

（3）护理:术后消化道重建,腹壁上的"玫瑰"需要细心呵护。术后注意观察造口的血运及有无回缩等情况。正常造口的皮肤黏膜应是红润富有光泽的,如呈紫色或黑色则表示血运障碍。注意保持肠造口周围皮肤的清洁干燥。选择造口用品应当具有轻便、透明、防臭、防漏和保护周围皮肤的性能,佩戴贴合度好,在粘贴造口胶片时尽量避免皱褶,排泄物易从褶口流出刺激皮肤。如果长期服用抗生素、免疫抑制剂和激素,应特别注意避免肠造口部位的真菌感染。

（4）随访:术后 3 年内是"危险期"。结直肠癌的治疗绝不是"一切了之",术后存在复发和转移的风险;超过 80% 的复发患者是在术后 3 年内发生的,故千万不能掉以轻心。为了及时发现肿瘤可能的转移或复发并进行治疗,我们建议患者在术后 1 个月左右主动和主治医生联系,评估康复情况,确定下一步治疗和复查方案。随诊复查除了病史回顾和体格检查,还包括血液和一些影像学检查。

结直肠癌术后患者 1 年之内一定要做一次全结肠镜检查,能够更加直观地发现肠道内的问题,及时治疗。如有异常,1 年内复查;如未见息肉,3 年内复查;然后每 5 年复查 1 次,如检查出现结直肠腺瘤均推荐切除。若再次出现不明原因的体重下降、排便习惯改变,应及时全面检查。

视频16

总之,手术并非一劳永逸,定期规律随诊复查不能忘。术后随诊复查是确保疾病治疗效果的重要环节。

(王　钰　郭　琦)

111. 结直肠癌术后如何预防营养不良

(1)营养咨询:与专业的营养师合作,制定个性化的饮食计划。营养师可以根据患者的具体情况和手术后的营养需求,提供合理的膳食建议,可以帮助患者了解如何获得足够的营养和能量,以促进康复和预防营养不良。

(2)增加摄入量:手术后,患者可能面临食欲不振、消化不良和吸收问题。为了满足营养需求,患者可以增加餐次和零食的频率,每天多次进食。选择高营养的食物,如富含蛋白质、维生素和矿物质的食物,有助于提高营养摄入。

(3)增加蛋白质摄入:手术后,患者的蛋白质需求可能增加。

蛋白质是人体重要的组成部分,对于伤口愈合和康复至关重要。患者可以选择富含蛋白质的食物,如鱼、禽肉、豆类、坚果和乳制品,以满足蛋白质的需求。

（4）补充维生素和矿物质:手术后,患者可能存在维生素和矿物质的缺乏。维生素和矿物质对于身体的正常功能和康复至关重要。患者可以通过多样化的饮食来摄取维生素和矿物质,或者在医生或营养师的建议下考虑摄入补充剂。

（5）控制药物副作用:手术后,患者可能会面临一些药物副作用,如恶心、呕吐、腹泻或便秘。这些药物副作用可能影响患者的饮食和营养摄入。患者应与医生和护士密切合作,控制药物副作用,以便能够正常进食。

（6）饮食调整:根据患者的具体情况,可能需要进行一些饮食调整。例如,对于结直肠癌患者,可能需要限制纤维摄入,以减少肠道负担,与营养师合作,制定适合患者的饮食方案。

（7）适度运动:适度的身体活动有助于促进食欲和消化功能。根据医生的建议,进行适当的运动,如散步、轻度有氧运动和力量训练。

每个患者的情况是独特的,建议与医生和专业营养师合作,制定个性化的预防营养不良计划,以确保患者获得足够的营养支持,从而促进康复和生活质量的提高。

（李　平　吴杏榆）

112. 如何帮助结直肠癌患者适应新的生活方式

随着现代医学的发展,结直肠癌一般会采取手术的治疗。因此,在发现结直肠癌还未进行手术前要帮助患者进行心理调适。结直肠癌患者可能面临一些心理压力,如焦虑、恐惧等。因此,要帮助他们保持良好的心态,可以通过看书、听音乐、看电影等方式来转移注意力,放松心情。同时,家人和朋友也要给予他们足够的关心和支持。

(1) 对于术后患者,可以从以下几个方面让患者顺利过渡,重新适应生活。

1) 身体康复:根据医生的建议,进行适当的康复运动。初期可以从简单的床上活动开始,逐渐增加活动量,如散步、慢跑等。避免剧烈运动,以免对身体造成负担。同时,注意保持伤口的清洁和干燥,避免感染。

2) 饮食调整:术后患者的饮食应以清淡、易消化为主。避免食用油腻、辛辣、刺激性食物。增加膳食纤维的摄入,如蔬菜、水果等,有助于预防便秘。同时,注意少食多餐,避免暴饮暴食。

3) 作息规律:保持规律的作息习惯,避免熬夜和过度劳累。保证充足的睡眠,有助于身体康复。同时,注意合理安排工作和休闲时间。

4) 定期复查:按照医生的建议,定期到医院进行复查。通过检查了解身体恢复情况和治疗效果,及时调整治疗方案。

5) 建立新的生活习惯:鼓励患者积极参与社交活动、培养兴趣爱好等,帮助他们建立新的生活习惯,这有助于转移注意力,提高生活质量。

(2) 对于永久造口的直肠癌患者:结直肠癌术后患者中还有一类特殊患者,即无法行保肛手术需永久造口(人工肛门)的直肠癌患者。这类患者由于造口的影响身上可能有异味,从而影响患者社交,影响患者心情。再者,造口的护理对患者及其家属也是一个挑战。对于这类患者,为让其更好地适应新生活,主要有以下几点建议:

1）心理调适与支持：直肠癌手术及长期的造口生活对患者心理可能产生较大影响。患者应积极面对现实，保持乐观的心态。家人和医护人员应提供情感支持，帮助患者建立积极的生活态度。同时，患者可以尝试参与心理咨询或支持小组或建立病友群，与其他患者分享经验，获得心理支持和建议。

2）饮食调整与营养：术后患者应注意饮食调整，以高纤维、低脂、易消化的食物为主。增加蛋白质摄入，如瘦肉、鱼、豆类等，以满足身体恢复的需要。同时，保持饮食均衡，多摄入新鲜蔬果，补充维生素和矿物质。如有特殊饮食要求或限制，应咨询营养师或医生。

3）日常活动与安全：随着身体康复，患者应逐渐增加日常活动量，如散步、慢跑等。避免长时间卧床，以促进肠道蠕动和减少并发症。同时，应注意安全，避免剧烈运动或提重物等可能导致造口脱落或损伤的活动。

4）造口护理与清洁：术后初期，患者及其家属应积极向护士请教与学习如何进行造口管理。患者居家应定期清洁造口周围皮肤，保持干燥、清洁。避免使用刺激性强的清洁用品或化学物品。洗澡时对造口进行保护。积极参与医院造口管理等公益健康教育课程。如出现异常情况，如红肿、疼痛等，应及时就医。

5）社交活动与家庭支持：患者应在身体条件允许的情况下积极参与社交活动，与家人、朋友保持联系，增强社会归属感。家庭成员应给予患者足够的支持和理解，共同面对生活中的挑战。

6）定期复查与随访：患者应按照医生的建议定期到医院进行复查和随访，以了解身体恢复情况和治疗效果。如有异常情况，应及时就医。

7）药物治疗与管理：患者应按照医生的指导正确使用药物，

如止痛药、抗生素等。同时,注意药物的副作用和禁忌证,如有不适应及时就医。

8)心理疏导与康复:心理疏导在术后康复过程中起着重要作用。患者可以通过心理咨询、冥想、放松训练等方式缓解压力、减轻焦虑。同时,积极参加康复活动,如练瑜伽、打太极拳等,有助于身体恢复和心理调适。

总的来说,帮助结直肠癌术后患者适应新的生活方式需要多方面的支持和努力。通过身体康复、饮食调整、日常活动、造口护理、社交活动、定期复查、心理调适等方面的综合干预,可以帮助患者更好地适应新的生活方式,提高生活质量。同时,也要关注患者的心理需求和社会支持,家人和医护人员的支持和关心是患者康复过程中不可或缺的力量。家属要有信心为他们创造一个良好的康复环境。

(吴云芳　李　平)

113. 早期结直肠癌内镜黏膜下剥离术后如何康复护理(视频 17)

早期结直肠癌 ESD 后健康指导如下:

(1)心理调节:保持心情舒畅,对顺利康复很重要,能自我调节情绪。

(2)生活方式:注意劳逸结合,适量活动,养成规律、健康的生活方式。

(3)饮食指导:一般情况下,术后 1 周进半流质饮食(如稀饭、面条、烂面糊等,不吃有渣、多纤维食物)。1 周后可逐渐过渡至正常饮食。忌烟酒、辛辣刺激性食物。

（4）自我监测：术后 1 个月内均有可能发生并发症。如出现腹痛、发热等不适症状，或便血（直肠、低位结肠表现为鲜血便，位置较高的结肠出血可表现为鲜红、紫红、暗红色血便或黑便）；严重者可伴有头晕、心慌、软弱无力、口渴、四肢发冷、面色苍白、四肢湿冷、血压下降、口唇发绀等表现。若出现以上情况务必立即就医。

（5）保持排便通畅：便秘者应注意通过调整饮食、腹部按摩等方法保持大便通畅，无效者可适当给予缓泻剂，避免用力排便导致出血。

（6）用药指导：掌握药物的服用时间、方式、剂量，了解药物副作用。

（7）复诊指导：密切关注术后病理报告，至相关专科就诊，并遵医嘱定期进行相关的检查，根据病情随访。

（蔡贤黎　李秀梅）

114. 结直肠癌患者的长期监测计划是怎样的

结直肠癌患者的长期监测计划通常是根据患者的病情、治疗方式和个体差异而定的。以下是一般情况下的监测计划：

（1）定期随访：结直肠癌患者在治疗结束后通常需要进行定期随访。随访频率和持续时间根据患者的具体情况而定，一般为每 3～6 个月进行 1 次随访，至少持续 5 年。在随访期间，医生会对患者进行体检、询问症状和药物副作用，评估患者的生活质量，并进行必要的检查和检验。

（2）影像学检查：随访期间，医生可能会建议进行定期的影

像学检查,如胸部 X 线,腹部超声、CT 或 MRI 检查。这些检查
有助于监测癌症的复发或转移。

(3)实验室检查:定期进行血液检查可以评估患者的肿瘤标
志物水平(如 CEA),以及检查其他指标如血常规、肝功能、肾功
能等。这些检查有助于监测患者的一般健康状况和可能的复发
征象。

(4)结肠镜检查:结肠镜检查是结直肠癌患者长期监测的重
要部分。在治疗结束后的初期,可能需要进行结肠镜检查以评
估手术切除部位的愈合情况。随后,医生会根据具体情况决定
结肠镜检查的频率和持续时间。结肠镜检查可以帮助发现可能
的复发或新的肿瘤。

(5)肛门和直肠指检:是检查直肠和肛门区域的常用方法,
可以帮助发现可能的异常和复发情况。

(6)其他:根据患者的具体情况,医生可能建议其他特定的
监测方法,如 PET/CT、骨扫描等。需要注意的是,监测计划会
根据不同的治疗方式、肿瘤分期和患者的个体差异而有所不同。
因此,患者应与医生密切合作,遵循医生的建议,并定期接受检
查和随访,以确保及时发现任何可能的复发或转移。

(戴婷婷)

115. 结直肠癌手术后的肠功能恢复有哪些挑战

当结直肠癌患者完成了手术这一重要的治疗步骤后,接下
来的关注点便是肠道功能的恢复。肠道是我们身体中负责消化
和吸收营养的关键系统,手术后的恢复过程中,患者可能会遇到
一系列的挑战。以下是关于这些挑战的详细说明,以及如何有

效应对这些挑战,以帮助患者更快地回归正常生活。

(1)挑战一:肠蠕动异常。手术后,肠道的正常蠕动可能受到暂时性的影响,导致胀气、便秘或腹泻等症状,这是由于肠道受到手术操作的直接刺激,长时间的麻醉作用,身体对手术的反应,以及临时的神经调节变化,导致患者肠道蠕动功能异常所致。这就像肠道的"指挥家"突然失灵了,肠道的乐队演奏就开始乱七八糟。"演奏家们"(肠道肌肉)不知道什么时候该加速,什么时候该减速,结果就是便秘或腹泻。除此之外,手术后,肠道需要重新学习如何正常工作。这就像一个长期不用的乐器演奏,一开始可能听起来刺耳,但只要多加练习,就能恢复往日的和谐。

应对策略:渐进性肠道训练。手术后,肠道需要重新建立正常的蠕动节奏。有时,手术创伤可能导致肠道蠕动减慢或不正常,这时患者可能出现腹胀、便秘或腹泻等症状。为了帮助肠道恢复正常节奏,医生通常会建议患者在术后进行适当的运动和按摩。适量的身体活动能够刺激肠道蠕动,如进行床上翻身、坐起、慢步走等活动。适度的身体活动有助于刺激肠道蠕动。在医生的指导下,可以使用一些药物来帮助调节肠道蠕动。

(2)挑战二:消化吸收不足。由于结直肠参与水分和电解质的吸收,结直肠部分被切除,手术后肠道吸收功能可能受损,导致营养不良和电解质平衡紊乱。患者可能面临消化酶分泌不足、食物残渣处理不当等问题,引发腹泻或营养吸收不良。术后,患者也可能因为肠道吸收功能减弱而出现脱水或腹泻的情况。

应对策略:肠癌术后恢复正常饮食需要逐渐进行。在手术后的最初几天,应完全禁食。之后可以适量摄入水分,必要时通过静脉输液补充电解质,避免水和电解质紊乱。随着肠道功能的恢复,可以逐渐进食清流质、流质、半流质和软食。术后 3 个月后,可以逐渐恢复到普通饮食。在饮食方面,应合理摄入脂肪,选择橄榄油、菜籽油、玉米油或花生油等,避免摄入过多的动物油。应以高蛋白质、高热量、低脂肪饮食为主,同时补充维生素和矿物质。如有需要,可遵医嘱进行营养补充。此外,应补充足够的膳食纤维,每天摄入量不能低于 25 克,以促进胃肠道蠕动,降低肠癌复发风险。注意,术后进食时出现呕吐、排便不通畅或腹胀等症状时,应调整食物种类。必要时,需要使用特殊的营养补充剂。

(3)挑战三:肠道菌群失调。手术后肠功能的恢复往往面临诸多挑战,其中最大的挑战之一就是肠道菌群的平衡。手术后,肠道菌群可能会失衡,导致腹泻、便秘、营养不良等症状。结直肠是人体重要的微生物仓库,它维持着一种微妙的平衡,即肠道菌群平衡。手术破坏了肠道的完整性,导致菌群失衡。

应对策略:术后恢复时,医生会推荐益生菌来帮助重建菌群平衡。为了重建健康的肠道菌群,可以适当补充益生菌和益生元。益生菌是有益肠道微生物的活菌补充剂,而益生元则是促进益生菌生长的食物。

(4)挑战四:吻合口愈合问题。结直肠癌切除手术中,肠道会被切断并重新连接,这个连接处称为吻合口。吻合口是手术中重新连接肠道的地方,它的愈合对于肠道功能至关重要。吻合口的愈合是恢复期间的关键,但可能因为感染、血液供应不足或手术技术问题而出现愈合不良。吻合口并发症包括泄漏、狭窄或感染等,这些都可能影响恢复进程。手术会暂时性降低机体的免疫力,加之肠道本身的细菌环境,使感染风险增加,如出现伤口感染、腹腔感染等。

应对策略:术后应密切观察伤口愈合情况,注意体温、白细胞计数等指标,及时发现和处理感染。定期检查和适当的伤口管理,以提前发现并处理吻合口并发症。

(5) 挑战五:心理与情绪调整。结直肠癌手术对患者身体和心理都是一种巨大的挑战。在术后恢复过程中,患者可能面临焦虑、抑郁等情绪障碍,这些都会影响肠功能的恢复。患者可能对身体的变化、未来的康复过程和生活质量产生担忧,这种情绪压力可能影响肠功能的恢复。肠功能的变化、术后疼痛,以及对未来预后的担忧,可能导致患者焦虑和抑郁等心理问题。

应对对策:给予患者充分的心理支持和正面的情绪疏导,必要时可寻求专业心理咨询。术后恢复不仅是身体的挑战,也是心理的挑战。与病友和医护人员建立紧密联系,与病友分享经验,与医护人员保持良好沟通,这些都有助于患者更好地应对术后恢复的困难。心理支持在治疗过程中起着至关重要的作用。与亲友分享感受、进行放松训练、有规律地作息等都有助于缓解压力,促进肠功能恢复。此外,保持积极的心态和乐观的情绪也是恢复的关键。

综上所述,结直肠癌手术不仅仅是要切掉肿瘤,更关乎患者的术后生活质量。然而,手术后患者的肠道功能恢复是一个复杂的过程,面临许多挑战。通过积极的医疗干预、合理的饮食及生活方式调整,以及心理和社会支持,患者能够更好地管理这些挑战,逐步恢复健康。重要的是,患者应与医疗团队保持密切沟通,跟进治疗进展,以便及时解决在康复过程中遇到的问题。当然,结直肠癌手术后的肠功能恢复不是一蹴而就的,它需要时间、耐心和科学的方法。

(吕益达)

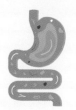

第五章 肛 管 癌

肛管癌是起源于肛管或主要位于肛管的恶性肿瘤,较少见,但危害严重。其最常见的类型是鳞癌,与人乳头状瘤病毒(HPV)感染密切相关。此外,长期慢性炎症、免疫力低下、不良饮食习惯及吸烟等因素也可能增加患肛管癌的风险。

肛管癌早期症状可能包括肛门疼痛、大便习惯改变、便血及肛管内肿块等,易与痔疮等疾病混淆而延误诊断。因此,如有相关症状应及时就医,通过直肠指检、结肠镜检查、CT 或 MRI 等检查手段进行确诊。

治疗肛管癌的方法包括手术、放疗和化疗等,具体方案需根据患者病情制定。预防肛管癌的关键在于保持健康的生活方式,如接种疫苗、避免不洁性行为、均衡饮食和戒烟限酒等。

（姚礼庆　张　杰）

116. 肛管癌是怎样的一种疾病

肛管癌是指发生在肛门缘和肛管皮肤上的恶性肿瘤,又称为肛门癌。临床上比较少见,约占结直肠癌的 1%。肛管癌多见于 40～60 岁的成年人,其中女性略多于男性。

肛管癌的主要症状包括大便习惯改变、粪便性状改变、肛门疼痛、肛门瘙痒、肛管内肿块等。大便习惯改变表现为排便次数增加，常伴里急后重或排便不尽感。粪便性状改变表现为粪条变细或变形，常带有黏液或脓血。肛门疼痛是肛管癌的主要特征，初时肛门不适，逐渐加重以致持续疼痛，便后更明显。由于肛管癌分泌物刺激肛周皮肤，患者肛门瘙痒，分泌物伴腥臭味。肛管内肿块是肛管癌的重要体征，通过直肠指检或用肛窥器检查可以发现。

肛管癌的真正病因尚未明了，有研究表明它是在多因素作用下多基因失控所致。长期慢性刺激，如肛瘘、湿疣和自身免疫性疾病与肛管癌的发生也有关。

肛管癌的诊断主要依靠肛管、直肠指检及活检。肛管癌的治疗方法包括手术、放疗和化疗等，具体治疗方案需要根据患者的具体情况进行选择。治疗的目标是尽可能地控制癌症发展，缓解症状，提高患者的生活质量。

（刘靖正　姚礼庆）

117. 肛管癌的早期症状有哪些

肛管癌早期可发现肛管部位存在肿块，一般没有其他临床症状，随着病变加重，可出现肛门部刺激症状。主要表现为排便时或便后疼痛加剧，早期会有少量的便血，随着病情加重便血量逐渐增多。大便习惯会有改变，排便次数增多且有便后不尽感。直肠指检可以触及肿块。

肛管癌属于一种恶性病变，在早期时可能会发现肛管部位存在小的肿块，没有其他临床表现，如果形成慢性溃疡，肿块逐渐破溃后可能引起疼痛,有的患者因为疼痛而拒绝做直肠指检。

在大便后,疼痛的症状会加重,还伴有肛门异物感、瘙痒、排便困难等症状。

早期肛管癌持续发展至晚期时,可能出现消耗衰竭症状,如消瘦、贫血、乏力等;转移至肝脏、前列腺、膀胱等部位时,会使相关部位出现症状。

因此,当出现了肛管癌的早期症状后,要及时就医检查、治疗,防止病变持续加重。

(刘靖正　姚礼庆)

118. 哪些因素可能增加患肛管癌的风险

肛管癌是一种相对罕见的消化道恶性肿瘤,其风险因素多种多样。以下是一些可能增加患肛管癌风险的因素:

(1)环境因素:长期不良的饮食习惯或接触放射线物质可能与肛管癌的发生有关。

(2)遗传因素:基因突变可能与肛管癌发病有关,具有肛管癌家族史的人,其发病风险较高。

(3)肛门慢性刺激:未及时处理肛瘘、湿疣、自身免疫性疾病等情况,可能导致肛门周围受到长期反复刺激,最终引发癌变。

(4)吸烟:是增加肛管癌患病风险的独立危险因素。烟草烟雾成分可能对肛门上皮细胞造成基因毒性损害。

(5)HPV 感染:绝大多肛管鳞癌的发病与 HPV 感染有关,特别是感染致癌性 HPV(HPV16 和 HPV18),其是肛管癌最重要的致病因素。

(6)人类免疫缺陷病毒(HIV)感染:免疫抑制状态被认为是

肛管癌发病的重要因素,HIV 感染是肛管癌患病的独立危险因素。

（7）不当性行为:不当的性行为可能增加 HPV 和 HIV 感染的风险,从而增加肛管癌的患病风险。

（8）克罗恩病:慢性炎性肠病患者中肛管癌患病率总体增高,肛周慢性炎性刺激可能导致更高的发病率。

（刘靖正　姚礼庆）

119. 人乳头状瘤病毒感染与肛管癌之间有何关系

HPV 感染是肛管癌的主要病因之一,大约 80% 的肛管癌病例都与 HPV 感染有关,特别是高危型 HPV16 和 HPV18 感染。HPV 主要通过性接触传播,感染肛管上皮细胞后,其编码的 E6 蛋白和 E7 蛋白会干扰宿主细胞的正常调控机制,导致细胞周期紊乱、细胞增殖失控、细胞永生化,最终发生恶性转化。同时,这些蛋白质还会抑制宿主的免疫反应,使感染的细胞逃避免疫监视和清除。某些特定人群及高风险人群注意如下:

（1）某些特定人群:

1）HIV 阳性人群,特别是男男性行为者（MSM）:HIV 感染导致的免疫抑制状态,使 HPV 感染更容易持续和进展为癌前病变及肛管癌。

2）器官移植受者:由于长期使用免疫抑制剂,使 HPV 感染和发生肛管癌的风险增加。

3）有宫颈癌或其他 HPV 相关生殖器官肿瘤病史的人群。

4）吸烟者:吸烟会降低机体对 HPV 感染的免疫应答能力。

（2）高风险人群:

1）接种 HPV 疫苗,特别是在青少年时期。

2）定期进行肛管癌筛查,如肛门细胞学检查或高分辨率肛门镜检查。

3）避免高危性行为,采取安全套等保护措施,减少 HPV 传播和感染风险。

4）戒烟,提高机体免疫力。

5）HIV 阳性人群应及时接受抗反转录病毒治疗(cART),以维持较高的 CD4$^+$T 细胞水平。

（付佩尧）

120. 如何知道自己可能患有肛管癌

为了预防和早期发现肛管癌,可以采取以下几种筛查措施:

（1）直肠指检:直肠指检是一种简单实用的临床检查方法,由医生戴手套将手指伸入患者的肛门,对肛管和直肠下段进行触诊,以发现可能存在的肿块或其他异常。这项检查的意义旨在可以发现肛管癌的早期病变,即使在肿瘤尚未引起明显症状时也能检出。直肠指检需由有经验的医生进行,以保证检查的准确性。

（2）肛门细胞学检查:通过取得肛门部位的细胞样本,在显微镜下进行检查,以识别异常细胞或癌症的早期征兆。虽然其敏感性和特异性不如宫颈细胞学检查,但仍可作为筛查肛管癌前病变的一种方法。

（3）高分辨率肛门镜检查:使用特殊的肛门镜,在放大和照明的条件下,详细检查肛管和直肠下段的内部情况。这种方法可清晰观察到肛管癌前病变或早期肛管癌,有助于早期诊断和及时治疗。

（4）HPV 检测：由于 HPV 感染与肛管癌的发病密切相关，通过检测肛门拭子样本中的 HPV DNA，可以了解个体是否感染了高风险 HPV 类型，识别处于较高肛管癌风险的人群。

（5）生物标志物检测：一些研究中提到 p16 或 Ki67 细胞学、HPV 16 或 HPV18 基因分型、HPV E6 或 HPV E7 mRNA 表达等生物标志物检测，有助于提高肛管癌筛查的特异性。

除了定期筛查，还应留意一些可能提示肛管癌的症状，如肛门出血、疼痛、排便习惯改变、肛门肿块或瘙痒等。如出现相关症状，应及时就医进行检查评估。

（付佩尧）

121. 肛管癌的诊断主要依靠哪些方法

（1）病史和家族史评估：医生会询问患者有关个人和家族成员的健康状况，包括是否有 HPV 感染史、性传播疾病史、多个性伴侣和肛交、免疫抑制、既往器官移植史、吸烟等。这些因素都与患肛管癌的风险增加有关。

（2）临床表现：医生会评估患者的症状，如出血、肛周疼痛、肛周瘙痒、肛周肿物等。较大肿瘤可能影响肛门括约肌功能，表现为肛门失禁。

（3）体格检查：包括一般状况检查、全身浅表淋巴结（特别是腹股沟淋巴结）检查、直肠指检。直肠指检是评估肛管癌的重要手段，可以触及肿块并评估其大小和位置。

（4）实验室检查：可能包括血常规、尿常规、粪便常规、生化系列、HPV 和 HIV 检测等。

（5）影像学检查：推荐进行胸、腹及盆腔增强 CT 检查以排除远处转移。MRI 是评估肛管癌的常规检查项目，可以提供关于肿瘤大小、位置、与邻近器官关系的详细信息。超声检查也可用于评估肿瘤和淋巴结情况。

（6）病理学诊断：病理学活检是诊断肛管鳞状细胞癌的金标准。活检可能无法明确有无黏膜下层浸润，因此浸润性癌活检可能被误诊为高级别上皮内瘤变（HSIL）或黏膜内癌。细针穿刺活检可用于证实肿大淋巴结是否转移。

（7）分期：根据美国癌症联合会（AJCC）TNM 分期系统（第 8 版），评估肿瘤的 T（原发肿瘤）、N（区域淋巴结）和 M（远处转移）分类。

（8）综合评估：结合上述所有信息，医生会对患者的肛管癌进行综合评估，制定治疗计划。

需要注意的是，肛管癌的确诊和治疗应由专业的医疗团队进行，包括外科医生、放射科医生、肿瘤科医生等。确诊过程可能需要多学科团队的合作，以确保准确诊断和最佳治疗方案的制定。

（付佩尧）

122. 肛管癌的常见治疗方法有哪些

肛管癌，这种生长于直肠远端接近肛门区域的恶性肿瘤，由于其独特的位置，其治疗方案与其他结直肠肿瘤有显著差异。肛门癌的标准治疗通常优先考虑将化疗与放疗结合的方法；在特定情况下，也可能采用手术直接切除肿瘤。然而，当癌症已经扩散至身体其他部位，治疗策略需要相应调整，这时可能包括进行单独的化疗或化疗与免疫疗法的结合。

在选择最合适的治疗方案时，医疗团队会综合考虑包括癌症所处的阶段、患者的总体健康状况，以及个人的治疗偏好等多种因素。癌症的分期是基于肿瘤的大小，是否有淋巴结转移，以及是否存在向其他器官的扩散。通常，肛管癌按其发展程度被分为以下5个阶段：

0期：此时肛门黏膜（肛门最内层）中有异常细胞。异常细胞尚未发生癌变，但有癌变的可能。0期肛门癌又称为高级别鳞状上皮内病变。

Ⅰ期：肿瘤最大径约2厘米或更小（大约花生粒大小）。

Ⅱ期：肿瘤最大径大于2厘米但小于5厘米（大约柠檬大小）；或者虽然大于5厘米，但是尚未从肛门扩散。

Ⅲ期：肿瘤最大径小于5厘米并已扩散到肛门或腹股沟淋巴结；或扩散到附近的器官，如阴道、尿道或膀胱；或附近器官出现肿瘤，并扩散到肛门或腹股沟附近的淋巴结。

Ⅳ期：远离肛门的淋巴结和肺部或肝脏等远处的器官中都出现肿瘤转移。

对于0期肛管癌，可以通过手术将肿瘤连同其周围一些健康组织一起从肛门切除。

随着肿瘤进展到Ⅰ~Ⅲ期，治疗的复杂度随之提高，通常会涉及放疗、化疗及手术治疗的不同组合。

放疗是使用高能量的放射线（如X线或质子束）来摧毁肿瘤细胞。在进行放疗时，专用设备会将能量聚焦于体内特定位置，目的是精准清除该处的癌细胞。放疗分为体外放疗，即通过体外设备发射辐射，以及内部放疗，即将放射性物质直接放置在肿瘤部位或其附近。放疗的选择取决于肿瘤的特点及其所处的阶段，并且可能引起诸如皮炎、腹泻和肠炎等副作用，因此需要在专业医生的严格监管下进行。

化疗是通过药物杀死肿瘤细胞的方法,治疗通常需要多种化疗药物进行组合,通过服药或者输液的方式,对全身肿瘤细胞进行杀伤。化疗的副作用可能包括恶心、呕吐、脱发等,患者需要定期进行复查和调整药物剂量。

肛管癌通常采用化疗和放疗相结合的方式治疗。这两种治疗方法可以相互增强以杀死癌细胞。放疗一般按日进行,持续数周时间。这段时间,化疗的实施频率将根据医疗团队选用的药物种类而定。医疗团队将会综合考虑癌症的具体情况和患者的整体健康状况,制定个性化的治疗计划。医生通常会将化疗和放疗结合使用,作为肛管癌的首选治疗方法。这种联合治疗方案往往能够根除肛管癌,使患者无需接受手术。若患者确实需要接受手术治疗,放疗及化疗可在手术之前施行,以减小肿瘤体积(即新辅助放化疗),或在手术之后进行,旨在消灭任何可能残留的癌细胞(即辅助放化疗)。

手术治疗包括局部肿瘤切除术和腹会阴切除术。如果肿瘤很小尚未扩散,且手术不会伤害肛管周围的肌肉,可以采用局部切除术。该术式可以保留肛门括约肌,因此患者仍然可以控制排便。然而,当肛管癌复发或对其他治疗无效时,可能需要进行腹会阴切除术。这是一种更为彻底的手术,医生通过腹部的切口切除肛门、直肠和部分乙状结肠,并将肠道的末端缝合到腹部表面的一个开口处,这个开口称为造口,也就是俗称的"人工肛门"。粪便通过造口可以收集在体外的一次性袋中。此外,局部一些可能存在癌细胞的淋巴结也在手术过程中被一并切除。

对于Ⅳ期肛管癌患者,面临的挑战更为复杂,因为肿瘤已经扩散至身体其他部位。在这种情况下,治疗目标通常转向延长生命期限、缓解症状并提高生活质量。治疗策略包括但不限于姑息手术、姑息性放疗、姑息性化疗、免疫治疗，以及参与临床试验。

姑息治疗是一种旨在为重病患者提供舒缓的特别医疗服务。姑息治疗能够有效缓解疼痛和其他相关症状，其核心目标是提升患者的生活质量，带给患者更多的安宁和支持。姑息手术旨在缓解癌症引起的症状，而非根治癌症。通过这种方式，手术可以有效地改善患者的生活质量，帮助他们更好地管理疼痛和其他不适。与此同时，姑息性放疗和化疗可联合或单独使用，以减轻症状，控制癌症的进展。这些治疗虽不能治愈癌症，但可以显著提高患者的生活质量。

免疫治疗是一种新兴的治疗方式，通过增强患者自身免疫系统的能力来攻击癌细胞。该方法的独特之处在于，它帮助免疫系统识别并消灭通常能够躲避免疫系统的癌细胞。虽然免疫治疗在肛管癌领域仍处于探索阶段，但已经展示出潜在的治疗前景，特别是对于那些传统治疗效果不佳的晚期肛管癌患者。

参与临床试验为肛管癌患者提供了接受最新治疗方法的机会。临床试验对于癌症研究至关重要，它们不仅测试新的治疗方案的安全性和有效性，还有助于确定这些新方法是否优于现有的标准治疗。通过参与临床试验，患者不仅可以获得可能的治疗益处，还可以为推动未来癌症治疗的发展做出贡献。

总的来说，肛管癌的治疗是一个个性化的过程，需要综合考虑多种因素，包括癌症的类型和阶段、患者的整体健康状况，以及患者的治疗偏好。医疗团队将提供全面的信息和支持，帮助患者和家庭成员做出明智的治疗决定，以实现最佳的治疗效果和生活质量。

（王俊杰　沈　彪　马丽黎）

123. 肛管癌患者的术后护理和康复有哪些注意事项(视频 18)

肛管癌手术后注意事项一般包括术后休息、饮食、伤口护理、康复运动、定期复查等。

(1)术后休息:手术后需要适当休息,避免剧烈活动和过度劳累。保持良好的休息有助于身体的康复和恢复。若放置肛管排气,插管长度(一般是指插管插入直肠内的长度)通常为 15～18 厘米,保留时间不超过 20 分钟。若第一次排气效果不佳,可在 2～3 小时后再次进行插管排气。

(2)饮食建议:建议饮食清淡,以高纤维、易消化的食物为主,如粥、糊状食物、蒸煮的蔬菜等。避免辛辣食物和油炸食物,以防止对肠道的刺激。

(3)伤口护理:手术后需要注意伤口的护理,保持伤口的干燥和清洁,避免感染的发生。根据医生的指导进行伤口的换药和消毒。

(4)康复运动:术后早期下床活动,适当增加运动量,可促进机体的新陈代谢,也有助于排气。

(5)定期复查:术后需要定期复查,以便及时发现和处理可能的并发症。遵循医生的建议进行复查和随访。

建议在日常生活中,应该多注意休息。出现不适后,需要及时与医生沟通,按照医嘱进行恢复,以促进术后康复。

特别需要说明的是,肛管排气是将肛管经肛门插入直肠,以排除肠内积气的方法。通过肛管排气,可帮助患者减轻腹胀。在进行肛管排气时,患者要尽量配合医护人员,不要随意改变体位或姿势,以便医护人员进行操作。肛管插入直肠内的长度为15～18厘米。为避免插入时间过长影响肛门括约肌的功能,甚至是出现永久性松弛的情况,保留肛管的时间一般不超过 20分钟。

如果患者在一次排气后仍然有腹胀的情况时,可在 2～3 小时后重新插管排气。排气管的一端插入肛门内,另一端放在玻璃瓶内,并在瓶中倒入一半左右的生理盐水,如果有气泡出现,说明有气体成功排出。在排气时可在医护人员的指导下适当按摩腹部,这有助于气体顺利排出。

患者在治疗期间应保持大便通畅,注意饮食清淡以及腹部保暖,多吃新鲜的蔬菜和水果,如菠菜、芹菜、苹果、火龙果等,避免发生便秘,使腹胀的症状加重。平时要适当增加运动量,可促进机体的新陈代谢,也有助于排气。

放置肛管的注意事项主要有 5 点:①患者采用左侧卧位。②肛管插入直肠 15～18 厘米。③观察排气情况,如有气体排出,可见瓶中有气泡溢出。如排气不畅,可帮助患者转换体位、按摩腹部,以助气体排出。④保留肛管一般不超过 20 分钟。因为长时间留置肛管,会降低肛门括约肌的反应,导致括约肌永久性松弛。⑤必要时,可间隔 2～3 小时重复插管排气。

视频18

（王　萍　张　鑫）

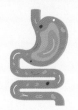

第六章　肝脏肿瘤

124. 常见的肝脏肿瘤有哪些类型（视频 19）

　　肝脏肿瘤是指在肝脏组织中发生细胞异常增生的肿瘤性病变。常见的肝脏肿瘤可以分为良性肝脏肿瘤和恶性肝脏肿瘤。

　　良性肝脏肿瘤是一类来源于不同细胞的多样化病变，一般较为少见，通常在医院影像学检查中偶然发现。常见的肝脏良性肿瘤包括肝血管瘤、肝局灶性结节性增生、肝腺瘤和肝血管平滑肌脂肪瘤。肝血管瘤是由肝脏血管组织构成的良性肿瘤，其发病率为 1‰～3‰，是最常见的肝脏良性肿瘤。肝血管瘤一般无明显症状，无恶变倾向，患者肝功能无明显异常，生长缓慢，治疗原则上以随访观察为主。肝局灶性结节性增生是仅次于肝血管瘤的第二大常见的肝脏良性肿瘤，发病率约为 1‰，是一种由肝脏正常组织构成的肝脏内界限分明的小结节，发病原因可能与肝脏创伤、炎症和血管畸形有关。一般患者无自觉症状，治疗可先以观察随访为主。肝腺瘤又称肝细胞腺瘤，是一种罕见的上皮良性肿瘤，好发于年轻女性，多由患者口服避孕药所导致。肝腺瘤的治疗以观察、停用口服避孕药或其他固醇类激素为主，若肿瘤直径大于 5 厘米可考虑手术切除，可以消除肝腺瘤破裂出血以及恶变的风险。肝血管平滑肌脂肪瘤是一种包含血管、平滑肌、脂肪3种成分的肝脏良性肿瘤,一般无恶性变倾向,只有极少数上皮样亚型的肝血管平滑肌脂肪瘤会发生恶变,明确诊断后可先随访观察,但手术切除是最有效的治疗手段。

恶性肝脏肿瘤分为来自肝脏上皮组织的肝癌和来自肝脏间叶组织的肝肉瘤。肝肉瘤极为罕见,而肝癌是最为常见的肝脏恶性肿瘤,包括原发性肝癌和继发性肝癌两大类。原发性肝癌包括肝细胞癌、肝内胆管癌和两种成分均有的混合型肝癌。其中,肝细胞癌是最常见的原发性肝癌,占 $75\%\sim85\%$;胆管细胞癌占原发性肝癌的 $10\%\sim15\%$;混合型肝癌最为少见,占原发性肝癌的 $0.4\%\sim14.2\%$。继发性肝癌又称转移性肝癌,是由原发于其他部位的癌症细胞转移到肝脏形成的恶性肿瘤,多来自结直肠癌、胃癌和胰腺癌等。肝恶性肿瘤对机体危害极大,早期诊断并早期手术切除仍是目前治疗肝脏恶性肿瘤首选和最有效的方法。

总之,不同类型的肝脏肿瘤在临床上具有不同的特点和治疗方法,需要根据具体情况进行诊断和治疗。

（沈英皓　周　俭）

125. 肝脏良性肿瘤需要治疗吗（视频 20）

相较于恶性肝脏肿瘤,良性肝脏肿瘤一般具有生长缓慢、不会侵犯周围组织或向其他部位转移等特点。因此,对于许多良性肿瘤来说,临床大多首选保守治疗为主。比如根据 2016 年欧洲肝病学会临床实践指南,对于肝脏两大最常见的良性肿瘤——肝血管瘤和肝局灶性结节性增生来说,大多数患者都可先采用保守治疗。然而,对于少数症状明显的肝血管瘤或者巨大血管瘤(直径＞10 厘米)的患者,可以请专业医生进行多学科会诊后,再考虑手术治疗。除此之外,一些位置特殊的血管瘤,如存在于尾状叶,紧贴大血管或胆囊床,为防止肿瘤增大后增加手术创伤与风险,也可选择手术治疗。对于肝局灶性结节性增生的患者,若病灶伴有增大趋势、外生性病变或带蒂病变,抑或是难与肝细胞癌相鉴别的非典型结节肿块,可进行多学科会诊后酌情考虑手术切除。

虽然保守治疗适用于大多数肝脏良性肿瘤的患者,但并非所有患者首选均是保守治疗。例如,对于肝血管平滑肌脂肪瘤的患者,国际上通常认为在明确诊断后可先进行影像学随访观察。若患者出现明显症状,或在随访中肿瘤呈现生长或恶变趋势,则考虑手术治疗。然而,由于肝血管平滑肌脂肪瘤的影像学表现类似于肝细胞癌,诊断难度较大。再加上肝血管平滑肌脂肪瘤存在出血和恶变的风险,以及有良好的手术效果,因此,为避免漏诊并取得最佳的治疗预后,国内许多学者主张优先考虑进行病灶切除术。对于肝细胞腺瘤来说,由于其可能发生恶性转化与出血,所以其诊断与治疗应交由专业医生团队来判断。通常对于男性患者来说,因为肝腺瘤的恶性转化发生率较高,因此无论肿瘤的大小如何,确诊后都建议手术切除或使用其他治愈性治疗。而对于女性患者来说,由于出血和恶变的风险较小,直径＜5 厘米的肝腺瘤可以通过停用口服避孕药或其他固醇类激素来随访观察,而直径≥5 厘米或随访观察中肿瘤逐渐增大的患者可考虑手术治疗。另外,对于其他的一些罕见但可能导致恶化的肿瘤,如肝胆囊腺瘤、胆管乳头状瘤病、间叶性错构瘤等,为防止错过最佳治疗时机,也可以进行手术治疗。

总而言之，对于肝脏的良性肿瘤，患者既不必像身陷深渊般过度忧虑，但也不能像无事发生一般对此莫不关心。定期随访和监测对于及时发现任何肿瘤的异常变化至关重要。患者需要在医生的指导下进行治疗抉择，以确保最佳的治疗效果和生活质量。

（沈英皓　周　俭）

126. 原发性肝癌的高危因素有哪些

根据我国《原发性肝癌的诊疗指南》（2022 年版），可能导致原发性肝癌的危险因素包括以下几个方面（图 6‑1）。

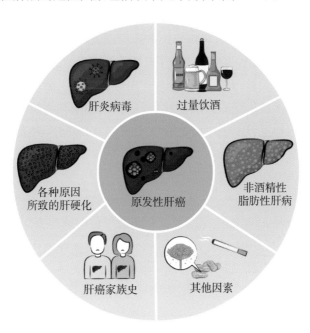

图 6‑1　原发性肝癌的高危因素

（1）具有乙型肝炎病毒（HBV）感染和（或）丙型肝炎病毒（HCV）感染：肝炎病毒感染是导致肝癌发生的比较明确的原因。在我国，有 80％ 以上的肝癌患者合并 HBV 感染，20％ 左右的患者合并 HCV 感染。肝炎病毒在侵犯正常肝细胞时，会引起免疫系统的激活。免疫细胞在杀伤病毒的同时无法避免会影响正常肝细胞。如果转化为慢性病毒性肝炎，久而久之会导致肝硬化，并最终引发肝癌。

（2）过度饮酒：乙醇的代谢主要在肝脏进行，肝脏通过分泌乙醇脱氢酶与乙醛脱氢酶将酒精转变为对人体无害的乙酸，并最终代谢为水和二氧化碳从人体中排出。过量饮酒会导致肝脏代谢负担加重并损害肝细胞，从而引起炎症。另外，乙醇的代谢中产物乙醛会导致酒精性肝病，并最终发生癌变。据统计，世界上约有 30％ 的肝癌发生与过量饮酒有关。有数据显示，与不饮酒者相比，每天饮酒 6 杯或以上的人患癌风险增加 22％。

（3）非酒精性脂肪性肝病：这是一种常见的肝脏疾病，其特点是肝脏内大量脂肪堆积，但并非由饮酒引起。脂肪堆积会引起肝细胞损伤从而导致肝硬化、肝癌的发生。非酒精性脂肪性肝病是目前世界上最常见的肝脏疾病，全球患病率为 25％。随着全球高血糖、肥胖、高血脂人数的不断增加，由非酒精性脂肪性肝病诱发的肝癌数量还会继续增加。

（4）肝硬化：肝硬化是肝脏慢性损伤和炎症反复发生后逐渐形成的一种病理状态，是原发性肝癌的主要前期病变。在我国，80％ 以上的肝癌患者合并有肝硬化，而肝炎→肝硬化→肝癌的发展模型也变成了原发性肝癌形成的主要方式。

（5）具有肝癌家族史人群：肝癌遗传易感性最明显的临床特征就是家族史，即在同一个家族的数代中，有多个肝癌患者，其家族成员患肝癌概率高于普通家族成员。一项美国的病例-对照研究显示,有一级亲属肝癌家族史的家庭发生肝癌的危险性是普通家庭的 4.1 倍。因此,建议家族有肝癌患者,其子女无论身体好坏都要定期进行全面的肝脏检查。

(6) 其他:除了以上 5 点常见的高危因素,黄曲霉毒素污染和吸烟也是导致肝癌发生的重要因素。黄曲霉毒素污染可以使乙肝人群患癌的风险增加 3.5 倍,吸烟者患原发性肝癌的风险比非吸烟者要高出 51%。除此之外,饮食和营养也影响着肝癌的发病风险。一项来自我国上海的人群队列研究显示,以蔬菜为主的膳食模式可以显著降低肝癌的发生风险。

(沈英皓 周 俭)

127. 得过肝炎一定会得肝癌吗(视频 21)

得过肝炎的患者不一定会得肝癌。我国是乙肝大国,据统计,我国慢性乙肝病毒感染人数约有 9 300 万人,其中约有 3 000 万人为慢性乙型肝炎患者。我国有 80% 以上的肝癌患者合并乙肝病毒感染,而乙肝是我国肝癌发生的首要原因。肝炎的反复发作会导致肝组织持续受到损伤,为了修复损伤的区域,肝组织会产生大量的结缔组织。过度结缔组织的形成导致肝脏的纤维化。随着时间的推移,肝脏纤维化程度不断加重,最终形成肝硬化。肝硬化为肝癌的发展提供了有利的环境与基础,形成了"肝炎→肝硬化→肝癌"的发展模式。而肝癌经典的"三部曲"是原发性肝癌形成的主要方式,但这并不代表所有慢性肝炎的患者最终都会发展成为肝癌(图 6 - 2)。根据资料显示,未经抗病毒治疗的慢性乙肝患者的肝硬化年发生率为 2%～10%,而肝硬化患者肝癌的年发生率为 3％～6％。这表明并非所有肝炎患者都会发展为肝硬化,肝硬化患者也不一定最后都发展为肝癌。总的来说,慢性乙肝患者发生原发性肝癌的终身风险为 10％～25％,这表明有相当一部分乙肝患者最终并未进展为肝癌。但是乙肝患者发生肝癌的风险还是要比正常人高 100 多倍。因此,根据《乙型肝炎病毒相关肝细胞癌抗病毒治疗中国专家共识》(2023 版)建议,乙肝病毒阳性的患者积极进行系统的抗病毒治疗,因为多项研究证实抗病毒治疗可以降低乙肝患者肝硬化进展和肝癌发生率。除此之外,随着中国儿童乙肝疫苗接种计划的实施,我国乙肝发生率和乙肝相关疾病的死亡率都在逐年下降。据统计,1990—2019 年,我国乙肝相关疾病(如肝炎、肝硬化与肝癌)发病率每年下降 2.3％,病死率每年下降 5.6％;丙肝相关疾病发病率每年下降 1.08％,病死率每年下降 4.8％。在中国政府的领导和全社会的共同努力下,我国在病毒性肝炎防控方面取得了显著成就。在实现世界卫生组织(WHO)提出的“2030 年消除病毒性肝炎作为公共卫生危害”的目标中,中国扮演着极为重要的角色。

视频21

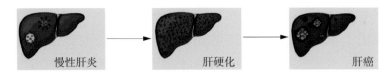

图 6-2　肝癌“三部曲”

慢性肝炎　　　　肝硬化　　　　肝癌

（沈英皓　周　俭）

128. 肝癌患者有哪些临床症状

　　早期的肝癌患者缺乏典型的临床表现，当出现临床症状时，患者往往已经进入中晚期。肝癌患者典型的临床症状包括以下几个方面：

　　（1）肝区疼痛：右上腹肝区疼痛是肝癌患者最主要的临床症状。一般为肿瘤生长使肝包膜表面张力增加绷紧所致。若发生右上腹剧烈疼痛并逐渐扩散至全腹，则可能是由于肝肿瘤破裂出血所致。

　　（2）消化道症状：常由于肿瘤压迫消化道或肝功能异常所致，表现为食欲减退、恶心、呕吐、腹泻等症状。这不仅影响了患者的营养状况，还进一步削弱了他们的身体抵抗力，导致肝癌患者的整体身体状态进一步变差。若肝癌引起肝内或肝外出血，还会导致黑便、呕血或便血等消化道出血症状。

　　（3）腹胀：多由巨大的肝肿瘤或腹水引起。常在进食后表现明显，患者常常以减少饮食来缓解腹部的不适。这种腹胀感可随着病情的恶化而加重，从而影响患者的日常生活与饮食习惯。

　　（4）乏力、消瘦：为恶性肿瘤晚期所共有的症状。由于恶性肿瘤的迅速增殖需要大量的能量，再加上患者的食欲减退，患者的体重往往随着病情的加重而日益下降。晚期患者的精神萎靡，全身衰弱并出现恶病质的状态。不过少数患者经过系统的药物治疗后，也会出现体重不减反增的情况。

　　（5）发热：多由肿瘤坏死物、合并感染或肝肿瘤压迫胆管引起的胆管炎导致。较为常见，多为癌性热，一般持续在 37.5～38℃。用抗生素治疗往往无效，可用吲哚美辛来退热。

（6）肝外转移灶症状：肝癌可以转移到肺、骨、胸膜、胃肠等其他部位。根据不同部位的转移灶可引起不同症状，如肺部转移可以导致咳嗽、咳血，骨转移可能导致病理性骨折或骨痛，胸膜转移可引起胸痛和血性胸腔积液。

（7）其他：晚期肝癌患者还可出现黄疸、出血倾向（如牙龈出血、皮下瘀斑等）、肝性脑病及肝肾综合征等。

（沈英皓　周　俭）

129. 如何早期诊断原发性肝癌

早期诊断原发性肝癌对患者的生存与预后至关重要。早期诊断并手术切除病灶仍是目前治疗原发性肝癌首选和最有效的方法。对于合并肝癌高危因素（如乙型肝炎病毒感染和/或丙型肝炎病毒感染、过度饮酒、非酒精性脂肪性肝病、肝硬化、具有肝癌家族史）的人群，应每 6 个月进行 1 次肝癌的筛查（图 6 - 3）。筛查通常选用肝脏腹部超声和甲胎蛋白（AFP）检测。一般超声发现肝脏存在直径＞1 厘米的病灶或者血清 AFP 持续 1 个月超过 400 微克/升或持续 2 个月超过 200 微克/升即需警惕原发性肝癌的发生，需要到医院进一步检查来确诊。根据中国《原发性肝癌的诊疗指南》（2022 年版），对于肝脏直径≤2 厘米的结节，增强 CT、MRI、超声造影中需要有 2 项影像学检查有肝癌的典型表现才可诊断为肝癌，而对于肝脏直径＞2 厘米的结节，只需有一项影像学检查有典型表现即可明确诊断。其中，对于直径＞2 厘米结节的患者，若影像学检查无典型表现，还需穿刺活检避免漏诊。对于 AFP 阳性的患者，也需要有一项影像学检查有肝癌特征才能确诊肝癌。然而，因为肝癌高危患者发生肝癌的风险比正常人要大得多,所以即使一次系统的随访检查结果为阴性也不能疏忽,应定期观察随访,做到早诊断、早治疗。另外,肝癌会影响肝脏的正常生理作用,人体的血常规、凝血功能分析、肝功能检测,以及肝脏肿瘤标志物等也可以辅助诊断原发性肝癌。肝癌患者血常规可能出现血红蛋白减少、白细胞计数增高、血小板计数减少等异常。由于大部分凝血因子是由肝脏分泌产生的,肝脏受损可能导致凝血酶原时间(PT)延长、国际标准化比值(INR)增高,增大出血的风险。另外,代表肝功能的血清谷丙转氨酶(ALT)、血清谷草转氨酶(AST)也会升高,提示肝脏受损程度和功能异常。肝脏常用的肿瘤标志物包括精氨酸酶-1和细胞角蛋白 CK7/CK19,它们可用于区分原发性肝癌的类型。精氨酸酶-1 阳性提示患者与肝细胞肝癌密切相关,而细胞角蛋白 CK7/CK19 阳性则提示病灶可能为肝内胆管细胞癌。

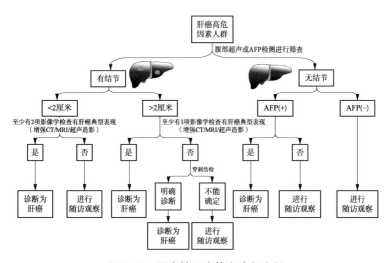

图 6-3　原发性肝癌筛查诊断流程

（沈英皓　周　俭）

130. 原发性肝癌如何分期

以前常常简单地把肝癌分为早期肝癌和晚期肝癌,或者小肝癌和大肝癌。这里的早期肝癌是指单个肿瘤最大直径≤3 厘米,或者肿瘤数目≤3 个且每个直径≤3 厘米。如果肿瘤巨大且伴有肝外转移、血管侵犯的则是晚期肝癌。小肝癌和大肝癌的区别则体现在肿瘤直径上,肿瘤直径>5 厘米的为大肝癌、≤5 厘米的则为小肝癌。但这种对肝癌的简单划分并不规范,无法全面评估原发性肝癌发生、发展的情况。

目前临床上是根据肿瘤的生长情况、肝脏功能、患者的身体状况,以及肿瘤是否扩散对原发性肝癌进行分期,以评估肝癌发展的阶段。这有助于确定最适合患者的治疗方案,以及预测病情预后。目前国际上存在多种分期系统,如由美国癌症联合会(AJCC)和国际癌症联合会(UICC)制定的 TNM 分期、巴塞罗那临床肝癌(BCLC)分期、亚太肝病学会(APASL)分期等。这些分期标准并不完全一致。考虑到中国肝癌患者的特点和常见病因,如乙型肝炎病毒感染的普遍性,以及肝癌患者中肝硬化的高比例,我国医生通常使用的是中国肝癌分期(CNLC)。

(1) CNLC 分期(2022 版):

Ⅰa 期:体力活动状态(PS)评分 0～2 分,肝功能 Child-Pugh A/B 级、单个肿瘤、直径≤5 cm,无血管侵犯和肝外转移。

Ⅰb 期:PS 0～2 分,肝功能 Child-Pugh A/B 级、单个肿瘤、直径>5 cm,或 2～3 个肿瘤、最大直径≤3 cm,无血管侵犯和肝外转移。

Ⅱa 期：PS 0～2 分，肝功能 Child-Pugh A/B 级，2～3 个肿瘤、最大直径＞3 cm，无血管侵犯和肝外转移。

Ⅱb 期：PS 0～2 分，肝功能 Child-Pugh A/B 级，肿瘤数目≥4 个、肿瘤直径不论，无血管侵犯和肝外转移。

Ⅲa 期：PS 0～2 分，肝功能 Child-Pugh A/B 级，肿瘤情况不论，有血管侵犯而无肝外转移。

Ⅲb 期：PS 0～2 分，肝功能 Child-Pugh A/B 级，肿瘤情况不论，血管侵犯不论，有肝外转移。

Ⅳ期：PS 3～4 分，或肝功能 Child-Pugh C 级，肿瘤情况不论，血管侵犯不论，肝外转移不论。

（2）我国的病理分级：为了更好地判断患者的肿瘤恶性程度，临床上还对患者的肿瘤组织进行组织活检来评判病理分级。我国通常将肝癌分为 4 个级别：

高度分化（G1 级）：肿瘤细胞与正常肝细胞相似度高，细胞结构变化小，是所有级别中恶性程度最低的。这意味着肿瘤的生长速度相对较慢，预后相对较好。

中度分化（G2 级）：肿瘤细胞与正常肝细胞的相似度中等，细胞结构出现明显变化，恶性程度和生长速度介于高度分化和低度分化之间。

低度分化（G3 级）：肿瘤细胞与正常肝细胞相似度低，细胞结构变化大，恶性程度较高，生长速度较快，预后相对较差。

未分化（G4 级）：肿瘤细胞极度异化，与正常肝细胞相似度极低，细胞结构混乱无序，是最恶性的肝癌，其生长速度快，预后较差。

肝癌病理分级能够为医生提供重要的信息，帮助他们判断肝癌的恶性程度和发展趋势，从而为患者制定更为合适的治疗方案。例如，高度分化的肝癌可能预后较好，术后只需要较为保守的治疗，而低度分化或未分化的肝癌则可能需要更积极的治疗策略，如靶向治疗或靶向联合免疫、介入等综合治疗（图 6-4）。

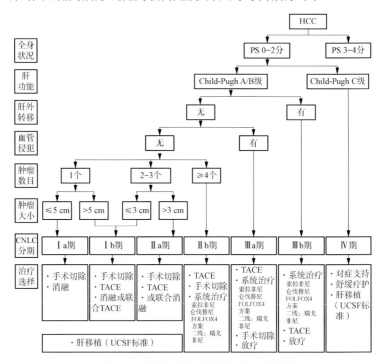

图 6-4　中国肝癌临床分期与治疗路线图

引自《原发性肝癌诊疗指南》（2022 年版）。TACE：肝动脉插管化疗栓塞术；FOLFOX4：由奥沙利铂、氟尿嘧啶和亚叶酸钙组成的化疗方案；UCSF：美国加洲大学旧金山分校。

（沈英皓　周　俭）

131. 肝脏肿瘤的治疗方式有哪些

肝脏肿瘤的治疗方法多样，根据肿瘤的具体情况和患者的

整体健康状况,可以选择不同的治疗方案。目前肝脏肿瘤的主要治疗方式有以下几种:

(1) 外科治疗:

1) 手术治疗:肝肿瘤切除手术是我国目前肝癌根治性治疗的首选治疗方法。其适用于肿瘤局限于肝脏一个区域,肝脏剩余部分功能良好,无严重肝硬化或其他肝功能衰竭迹象的患者。

2) 微创腹腔镜治疗:随着医疗技术的进步,微创腹腔镜手术成为肝脏肿瘤治疗的一个重要选项。这种方法相比传统开腹手术具有创伤小、恢复快等优点。腹腔镜下进行的肝部分切除或局部肿瘤消融术,适用于位置特定、大小适中的肝脏肿瘤。通过腹腔镜手术,医生可以精确地定位并切除肿瘤,同时尽可能保留健康的肝组织。

3) 肝移植:适用于不能进行根治性切除或肝脏功能受损严重(如肝硬化)的患者,同时肿瘤必须满足特定的大小和数量限制(如米兰标准:单个肿瘤直径≤5 厘米,或最多 3 个肿瘤,且每个直径≤3 厘米,无远处转移和血管侵犯)。

(2) 消融治疗:包括射频消融(RFA)、无水乙醇注射、微波消融、冷冻治疗等。适用于直径≤3 cm 的小肿瘤,一般<3 个肿瘤。对于无法进行手术切除或选择不手术的患者,这是一种有效的替代治疗方法。

(3) 介入治疗:

1) 肝动脉插管化疗栓塞术(TACE):对于无法进行手术切除的肝癌患者,TACE 是一种有效且广泛使用的治疗方法,通过切断肿瘤的血供并直接向肿瘤注入化疗药物,达到治疗效果。

2) 肝动脉灌注化疗(HAIC):HAIC 是另一种介入治疗手段,通过在肝动脉置入导管,直接向肝脏肿瘤或转移灶持续输送化疗药物。与 TACE 相比,HAIC 能够提供更持续、更集中的化疗药物到达肿瘤区域,适用于广泛性肝内转移或大面积肝脏受累的肝细胞癌患者。HAIC 能够有效控制肝内病灶。

（4）系统治疗：

1）化疗：指使用化学药物来杀死或抑制肿瘤细胞的增长。由于肝细胞癌对传统化疗药物的敏感性较低,化疗在肝脏肿瘤的治疗中通常不作为首选方案。然而,在一些特定情况下,如某些类型的肝外转移或复杂的肝内肿瘤,化疗可能作为辅助治疗,或与其他治疗方法联合使用。

2）靶向治疗：通过使用靶向药物如索拉非尼、仑伐替尼,针对肿瘤细胞生长过程中的关键分子进行特异性作用,能够在保护正常细胞的同时杀伤肿瘤细胞。相较于传统化疗,靶向治疗的副作用更小,对中晚期肝癌患者尤为有效,能显著改善患者预后和延长生存期。

3）免疫治疗：是一种通过激活或增强人体自身免疫系统来识别和杀死癌细胞的治疗方法。免疫治疗在肝癌治疗领域已取得显著进展,尤其是免疫检查点抑制剂的使用,如 PD－1/PD－L1 抑制剂（如纳武利尤单抗、帕博利珠单抗等）。这些药物通过解除免疫系统的"制动"作用,增强免疫系统对癌细胞的识别和攻击能力。目前免疫治疗已成为中晚期肝癌治疗的重要手段,尤其是对于那些对传统治疗方法（如化疗和靶向治疗）无反应的患者。

（5）其他：包括局部放疗、中药治疗等。其中,属于局部放疗的放射性粒子植入治疗（TARE）,适用于具有选择性血管供应的肿瘤,尤其是那些对 TACE 反应不佳或不能接受 TACE 的患者。

目前大多数治疗方法对肝癌的疗效仍有待提高,单一治疗很难达到理想的效果,只有根据患者个体的情况,采用不同治疗方式有机结合的个体化综合治疗模式,才能有效提高肝癌的疗效。建议患者到有经验的肝癌诊疗中心就诊,以助于选择最佳的治疗方案(图6-5)。

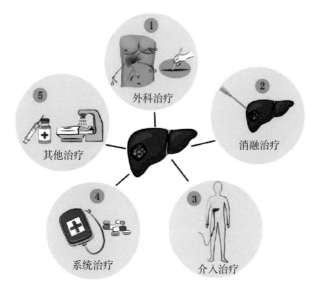

图6-5　肝脏肿瘤治疗方式

（沈英皓　周　俭）

132. 肝癌患者术后康复要注意哪些方面

　　肝癌患者术后康复是一个全面的过程,涉及多个方面的调整和管理(图6-6),以促进伤口愈合,恢复肝脏功能,减少复发风险,并提高生活质量。术后护理方面需要注意保持手术伤口的清洁和干燥,定期更换敷料,防止感染。饮食管理方面需要平衡营养,采取少量多餐的方式,有助于减轻肝脏的负担。术后恢复期间,身体通常处于较为虚弱的状态,此时选择合适的食物对于帮助身体恢复至关重要;关键在于这些食物必须是易于消化吸收的,且不会给肝脏带来过重负担。临床上通常推荐含有丰富蛋白质、维生素和矿物质的食物,以确保营养的全面性和均衡性。例如,瘦肉、鱼类、蛋白质粉等都是不错的选择,它们不仅能提供必要的营养素,还容易被身体吸收。同时,应避免摄入乙醇、含咖啡因的饮料等增加肝脏代谢负担的物质。

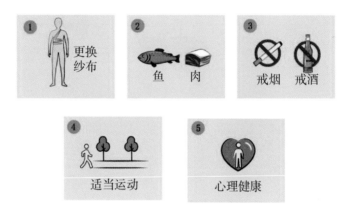

图 6‑6　肝癌患者术后康复

此外,术后适当进行身体活动,如散步,有助于提高身体抵抗力和促进胃肠蠕动,但应避免剧烈运动,以免影响伤口愈合。烟草和乙醇都是损伤肝脏的主要因素,术后应彻底戒烟和避免饮酒。同时保证充足的睡眠,有助于身体恢复。应按时按量服用医生开具的药物,包括有助于肝脏功能恢复的药物等。根据医嘱定期进行肝功能检测、肿瘤标志物检测,监控病情变化。

除了这些措施外,维护良好的心理状态亦是肝癌患者术后康复不可忽视的方面。心理健康对于增强身体抵抗力、提高生活质量,以及促进身体恢复具有重要作用。因此,在进行肝癌治疗和康复过程中,患者及其家属应当重视患者心理健康的维护,必要时寻求专业心理支持和咨询,以帮助患者更好地调整心态,积极面对治疗和康复过程。总的来说,肝癌患者术后的康复是一个长期且综合的过程,需要患者、家属和医疗团队共同努力。

(沈英皓　周　俭)

133. 如何预防肝癌的复发和转移

预防肝癌复发和转移是肝癌治疗及康复过程中极为关键的一环,这不仅关乎生命质量的提升,也是延长患者生存期的重要手段。这一过程涉及一系列综合性的措施,旨在降低肝癌复发的风险,其中定期复查是预防肝癌复发和转移的核心环节。为了有效监控疾病状态,建议肝癌患者术后 1~2 年内每 3 个月进行 1 次肝功能测试,血常规、肿瘤标志物(AFP、CA19 - 9、CEA)检查,以及腹部超声、CT 或 MRI 等影像学检查,术后 3~5 年至少每 6 个月复查 1 次,而术后超过 5 年后可逐渐延长至每年复查 1 次。对于慢性乙型肝炎或丙型肝炎患者而言,接受适当的抗病毒治疗,控制病毒载量,不仅能减少肝脏的炎症和纤维化,还能有效降低肝癌复发的风险。此外,根据患者的具体情况,医生可能推荐使用特定的药物或接受靶向治疗、免疫治疗等,以进一步帮助减少肝癌复发的风险。

除了医学治疗之外,维持健康的生活方式对于预防肝癌复发和转移同样至关重要。鉴于烟草和酒精都是导致肝脏损伤的主要因素,术后患者务必戒烟和限制乙醇摄入,从而减少肝脏进一步损伤。同时,通过保持均衡的饮食,尤其是增加蔬菜和水果的摄入,减少油腻、高脂肪和高糖食物的摄入,有助于提供必要的营养,支持身体恢复和维持良好的肝脏健康。规律的体育活动不仅可以提高身体的整体健康状态,还可以增强免疫系统的功能,从而构建对抗疾病的强大屏障。此外,积极向上的心态对于预防肝癌复发和转移也十分重要。

中医理论对预防肝癌的复发和转移也有一定作用,可根据患者的体质和具体病情适当采用一些中药制剂,如槐耳颗粒、华蟾素联合解毒颗粒等,但必须在专业医生的指导下使用,以确保治疗安全和有效。另外,许多中药补品,如人参、鹿茸、海参和灵芝等,甚至一些偏方等并没有充足的临床证据显示它们能有效预防肝癌的复发和转移,有些可能还会促进肿瘤细胞的生长。因此,不应盲目追求补品,而应向专业医生寻求建议,根据个人的具体情况制定合适的治疗计划,定期随访,这是预防肝癌复发和转移的最佳途径。

(沈英皓 周 俭)

134. 哪些肝脏疾病可以用肝移植治疗

肝移植手术作为治疗严重肝脏疾病的先进医疗技术,历经数十年的发展,已成为在其他治疗手段无效时的最终救治方法。这种手术不仅技术要求高,且涉及复杂的前期评估和术后管理,以确保患者能够承受如此重大的手术并从中恢复。此外,寻找合适的供肝是一个复杂且耗时的过程,这一过程需要考虑众多因素,包括血型匹配、体型适配,以及手术的紧急程度。随着手术技术、免疫抑制药物和患者管理方法的进步,肝移植的成功率显著提高,逐渐成为治疗末期肝脏疾病的标准治疗方式。

肝移植能够治疗的疾病范围广泛,涵盖了肝硬化、急性肝衰竭、肝癌及一系列遗传性和代谢性肝病等。肝硬化是目前最常见的肝移植原因之一,其常因多种长期作用于肝脏的不良因素所致,如持续的病毒性肝炎(尤其是乙型肝炎和丙型肝炎)、长期酗酒,以及非酒精性脂肪肝等,这些因素逐渐破坏肝脏健康,导致肝衰竭。而对于肝癌患者而言,肝移植是一种重要的治疗方法,尤其是对于那些不适合通过肝切除术治疗的患者。国际上普遍采用的米兰标准(单个肿瘤直径<5厘米;多发肿瘤数目≤3个,最大直径≤3厘米;不伴有血管及淋巴结的侵犯)为肝癌患者提供了进行肝移植的标准,而中国的现行常用的"复旦标准"(①单个肿瘤直径≤9厘米;或多发肿瘤≤3个,且最大肿瘤直径≤5厘米;或全部肿瘤直径总和≤9厘米;②无大血管侵犯、淋巴结转移及肝外转移),以及"杭州标准"(肿瘤直径≤8厘米或肿瘤直径>8厘米且术前AFP≤400微克/升及组织学分级为高或中分化),进一步扩大了肝癌肝移植的适用范围,使得一部分中晚期肝癌患者也有机会通过肝移植获得治疗。

除了肝癌和肝硬化,遗传性肝病(如威尔逊病和 α_1-抗胰蛋白酶缺乏症)和影响胆道的疾病(如原发性胆汁性胆管炎和原发性硬化性胆管炎)也是肝移植的适应证。还有一些严重的多囊肝、巨大血管瘤等导致的肝功能失代偿,以及药物、食物引起的急性肝衰竭,这些疾病会导致肝功能逐步衰竭,最终需要依靠肝移植来救治。

(沈英皓 周 俭)

135. 肝癌治疗的最新进展有哪些

在过去几十年里,肝癌的治疗领域经历了翻天覆地的变化,尤其是在系统治疗方面取得了重大进展。曾经肝癌的生存率令人担忧，尤其是对于晚期肝癌患者。例如，在本世纪初，其中位生存期通常不超过几个月，1 年生存率＜10％。然而，随着治疗方法的演进，新开发的治疗策略已显著提高了生存率。特别是近年来，从早期的单一靶向治疗（如索拉非尼和雷莫芦单抗）到现今结合免疫检查点抑制剂和靶向治疗（如阿替利珠单抗加贝伐珠单抗治疗）的策略，治疗肝癌的方法正在快速演变。新的分子靶向单药治疗（例如仑伐替尼）、新的免疫肿瘤学双抗药物（例如卡度尼利单抗），以及新的联合治疗策略（例如度伐利尤单抗加曲美木单抗）也在临床试验中显示出振奋人心的结果。此外，随着对肝癌的分子生物学和免疫学基础研究的不断深入，具有改善治疗效果潜力的新疗法，如贯序组合靶向治疗和下一代免疫细胞疗法，也正在被提出和开发。

　　自 2008 年索拉非尼作为晚期肝癌一线治疗药物获批准以来，仑伐替尼在 REFLECT Ⅲ 期试验中显示了与索拉非尼相当的疗效，其中位总生存期为 13.6 个月，相比之下索拉非尼为 12.3 个月。这一成果使得仑伐替尼成为继索拉非尼之后，第 2 个获得国家药品监督管理局批准，用于治疗不可切除晚期肝细胞癌的多靶点酪氨酸激酶抑制剂。在这一基础上，研究者们进一步探索了仑伐替尼与 PD-1 抑制剂的联合治疗策略。例如，一项针对 67 例晚期肝癌患者的研究中，仑伐替尼联合帕博利珠单抗作为一线治疗，显示出 44.8％ 的客观缓解率，这一数据显著高于之前仑伐替尼单药治疗晚期肝癌的客观缓解率（24.1％）。在一项纳武利尤单抗联合仑伐替尼治疗的临床试验中，客观缓解率更是达到了 76.7％。尽管这些研究的样本量较小，但联合用药的疗效已经显现。

　　2020 年，阿替利珠单抗联合贝伐珠单抗成为首个获批用于治疗无法通过手术切除或局部治疗手段控制的晚期肝癌患者的一线系统治疗方案。这一治疗方案在 IMbrave150 试验中显示了显著的疗效,与传统的单药索拉非尼治疗相比,其中位总生存期延长了 5.8 个月,且客观缓解率提高到了 29.8%。这标志着过去 10 年中,首次有治疗方案在与单药索拉非尼的比较中,实现了总生存期的统计学显著改善。紧接着,卡瑞利珠单抗联合阿帕替尼(双艾疗法)、信迪利单抗联合贝伐珠单抗(双达疗法)以及曲美木单抗联合度伐利尤单抗(STRIDE 方案)的获批,进一步丰富了晚期肝癌的一线治疗选项。这些系统治疗方案不仅为患者带来了更长的生存期,还为部分患者提供了疾病得到控制乃至于可能进行手术切除的机会。

此外,肝癌的介入治疗和放疗领域均取得了显著进展。介入治疗方面,传统的 TACE 已经发展出更为精准的变种,如带药微球的经动脉化疗栓塞术(DEB-TACE)。DEB-TACE 通过将化疗药物包裹在微球中,直接送达肿瘤部位,减少了对正常肝组织的损害,并提高了对肿瘤的杀伤效果。还有体部立体定向放疗(SBRT)技术,虽然 SBRT 通常被归类为放疗,但其精确度和治疗方式使其与介入治疗有着密切的关联。SBRT 可以精准地定位肿瘤,并在短时间内给予高剂量的放射线,对肿瘤产生强烈的杀伤效果,同时尽量保护周围正常组织。此外,放疗领域发展出了质子治疗,与传统的 X 线放疗相比,质子治疗能够提供更加精确的治疗,因为质子束在人体内的能量释放具有明显的峰值(布拉格峰),可以在肿瘤处释放最大剂量,而在进入和离开肿瘤的路径上释放较少的能量。这使得质子治疗在处理靠近重要器官的肝癌时具有潜在的优势。另外,还有选择性内照射治疗(SIRT),又称为放射性微球治疗,通过将放射性物质(如钇-90)包裹在微球中,经导管送入肝动脉,直接作用于肿瘤组织。

SIRT 尤其适用于中晚期肝癌患者,可以作为一种姑息治疗手段,帮助控制病情。

利用患者自身的免疫系统对抗癌症是当前肝癌治疗研究的热点领域之一,以此基础开发的免疫疗法包括树突状细胞疫苗和嵌合抗原受体 T 细胞免疫治疗(CAR‐T)。树突状细胞疫苗是一种通过实验室培养并负载有肝癌特异性抗原的树突状细胞,然后重新输回患者体内以诱导针对肝癌的免疫应答的治疗方法。这种疫苗能够激活患者的免疫系统,识别和攻击肝癌细胞。CAR‐T 是一种采用遗传工程技术改造 T 细胞的方法,通过在 T 细胞表面表达能够识别肝癌细胞上特定抗原的嵌合抗原受体(CAR),使这些 T 细胞能够特异性识别和杀死肝癌细胞。

这些新兴治疗方法为肝癌患者提供了更多的治疗选择,同时也提高了治疗的精确性和安全性。随着技术的不断进步和临床经验的积累,预期未来将有更多创新的治疗方法出现,为肝癌患者带来更加有效的治疗方案。

(沈英皓　周　俭)

136. 肝癌高危人群为何要定期行磁共振检查

我国是肝癌大国,但非肝癌强国。2024 年国家癌症中心统计结果显示,2022 年我国肝癌的发病率位列新发癌症的第 4 位,约 36 万人;死亡率位列第 2 位,约 31 万人。我国肝癌患者总体的 5 年生存率约为 12.1%(2015 年)。对于肝癌高危人群进行筛查,以期早发现、早治疗,是提高肝癌患者 5 年生存率的最重要手段。目前,超声联合 AFP 检测仍是最广泛采用的肝癌筛查技术,但其对于诊断早期或小肝癌的灵敏度与特异性均较低(仅有 20%)，而磁共振检查由于其出色的软组织分辨率，其对于发现并诊断小肝癌(特别是直径≤1 厘米的亚厘米肝癌)的能力已成为早期发现肝癌的有效手段(可达 80% 以上)。

(1) 肝癌高危人群的定义：在我国，肝癌高危人群主要包括：具有乙型肝炎病毒和(或)丙型肝炎病毒感染、过度饮酒、肝脂肪变性或代谢功能障碍相关性肝病、饮食中黄曲霉毒素 B_1 的暴露、其他各种原因引起的肝硬化及有肝癌家族史等人群，尤其年龄＞40 岁的男性。

(2) 磁共振成像(MRI)在肝癌筛查中的优势：MRI 是一种非侵入性、无放射性的影像学检查手段，能够高效地帮助医生发现肝脏的早期病变。与传统的超声和 CT 检查相比，MRI 在肝癌早期的诊断中具有无可比拟的优势(图 6-7)。

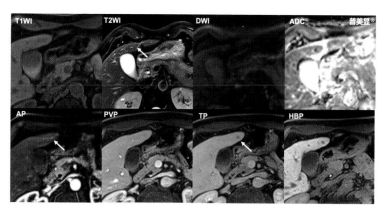

图 6-7　MRI 发现直径仅有 7.6 毫米的亚厘米肝癌

1) 高分辨率的图像：MRI 能够提供非常清晰的肝脏结构图像，尤其适用于肝脏的软组织成像。在肝脏的病变，特别是肝癌的早期病灶尚未足够大时，MRI 特别是肝胆特异性对比剂增强 MRI 能够捕捉到非常微小的变化，在诊断肝癌时的假阳性和假阴性率较低,减少了因肝脏炎症、肝硬化等背景因素引起的误诊。因此,它在发现早期肝癌方面比其他影像学检查更为敏感。

2）动态增强扫描:动态对比增强 MRI 是肝癌筛查中的一项重要技术。通过注射对比剂,动态增强能够提供肝脏血流动态变化的信息。肝癌通常具有不正常的血管生成,其血流模式与正常肝组织不同。通过动态增强,医生可以精确评估肝脏病变的性质,并区别良性与恶性肿瘤。

3）非侵入性和无放射性:与 CT 检查不同,MRI 不涉及电离辐射,因此长期进行肝脏监测时,MRI 更为安全。此外,MRI还避免了对患者的侵入性操作,使得其成为肝癌高危人群筛查中的优选方法之一。

（3）肝癌高危人群为何需要定期行 MRI 检查

1）早期发现肝癌:肝癌在早期通常没有明显的症状,而一旦出现症状时,往往已是中晚期,错过最佳治疗时机。定期的 MRI检查能在肝癌尚未表现出症状时,及时发现肿瘤,尤其是在肝癌尚处于较小阶段时,这为治疗提供了更多选择。通过早期手术、局部治疗或肝移植等手段,患者的生存率显著提高。我们的研究发现,对于直径≤1 cm 的亚厘米肝癌,其治疗后的 5 年生存率可达 97.3%;直径 1～2 厘米的小肝癌,其治疗后的 5 年生存率亦可达 89.5%,明显高于中晚期肝癌。

2）提高诊断的准确性:肝癌的诊断非常依赖影像学检查的准确性。特别是在肝硬化、肝炎等基础疾病的背景下,肝脏的结构常常发生改变,容易与肝癌的表现混淆。MRI 能够帮助医生区分这些不同的病变,提供更为精确的诊断。

3）监测肝硬化进展:对于肝硬化患者,定期的 MRI 检查不仅能够早期发现肝癌,还能帮助医生观察肝硬化的进展情况。通过对比影像,可以评估肝硬化的程度和可能发生的并发症,从而及时调整治疗方案。

4）评估治疗效果和复发风险：对于接受过肝癌治疗的患者，MRI能够提供肿瘤复发的早期迹象，帮助医生评估治疗效果并及时采取干预措施。此外，MRI还可以用于术后评估，帮助判断手术切除的效果和是否存在残留肿瘤。

（4）总结：肝癌的早期筛查对于提高患者的生存率具有重要意义。对于肝癌高危人群来说，定期做MRI检查是一项十分有效的预防手段。MRI不仅能够早期发现肝癌，还能提高诊断准确性，帮助医生及时制定治疗方案。通过定期的影像学检查，患者可以在肝癌尚处于早期阶段时就接受治疗，从而提高治愈率和生活质量。因此，对于肝癌高危人群，定期进行MRI检查应成为常规的健康管理措施。

（杨　春　曾蒙苏）

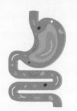

第七章　胆、胰肿瘤

胆、胰恶性肿瘤是一类起源于胆囊、胆管及胰腺的恶性肿瘤，具有发病率高、隐匿性强、预后差等特点。胆囊癌常与胆囊结石、胆囊息肉等病变相关，而胰腺癌则与高脂肪饮食、吸烟、肥胖、糖尿病及慢性胰腺炎等因素密切相关。胆、胰恶性肿瘤早期症状不明显，易被忽视或误诊，但随着病情发展，患者可能会出现黄疸、腹痛、消瘦、乏力等症状。目前，医学影像学检查、血液检查及组织活检等是诊断胆、胰恶性肿瘤的重要手段。

治疗胆、胰恶性肿瘤的方法主要包括手术切除、放疗、化疗及免疫治疗等，但治疗效果有限，预后较差。因此，提高公众对胆、胰恶性肿瘤的认识，加强早期筛查和诊断，对于提高患者生存率具有重要意义。同时，保持健康的生活方式，如均衡饮食、适量运动、戒烟、限酒等，也有助于预防胆、胰恶性肿瘤的发生。

（刘厚宝　王吉文）

137. 胆囊结石和胆囊癌的关系如何(视频 22)

胆囊良性疾病主要包括胆囊结石、胆囊息肉、胆囊腺肌症，还有胆囊慢性炎症、急性炎症等。胆囊结石发病率逐年增高，目前我国居民胆囊结石的发病率在 10％以上。换句话说，就是 14 亿人中有 1 亿多人可能有胆囊结石，还有胆囊息肉、胆囊腺肌症等胆囊良性疾病，发病率总和可能超过 20％。

胆囊结石者胆囊是不是要切除，先要关注患者胆囊大小、形态是否正常，功能是否具备。即使大小、形态、功能正常，也不意味着这些胆囊不应该手术。因为胆囊癌发病年龄往往超过 50 岁，尤其是 60 岁以上，发病概率会增加。胆囊癌发病与胆囊结石的病史有密切的关系，超过 10 年以上，没有症状的胆囊结石也应该要定期检查。

通常的检查是彩超，可以观察胆囊的大小、内壁是否光滑、胆囊壁是否增厚。也可以进一步进行 CT、增强 CT 或 MRI 检查。MRI 可以很清晰地观察胆囊的形态、胆管的情况。如果出现了胆囊壁增厚、胆囊萎缩，充满结石的胆囊没有功能，瓷化胆囊，即使没有临床症状，也是具备手术指征的，尤其是一些 60 岁以上的老年患者，要及时地进行手术切除。当然，如果结石出现了相关的并发症，也是手术指征。

我们对胆囊癌的高危因素要充分重视，常规的体检非常重要。对于一些暂时没有达到手术指征的胆囊结石患者、年龄大的一些患者，建议每半年进行一次超声检查，必要的时候可进行 MRI 检查。

（刘厚宝 李 敏）

138. 胆囊癌的危险因素有哪些（视频 23）

胆囊癌是起源于胆囊黏膜上皮细胞的肿瘤，是胆道系统最常见的恶性肿瘤，其恶性程度高，预后极差。胆囊癌多发于老年女性患者,发病高峰年龄多在 60～70 岁。我国胆囊癌发病率近年来呈上升趋势。目前胆囊癌的具体发病原因尚不清楚。

国内外文献报道,与胆囊癌相关的危险因素主要如下:

(1) 胆囊结石:我国的多份流行病学研究显示,胆囊癌患者 77.6%～93.2% 均伴有胆囊结石;西方国家的资料显示,80%～90% 的胆囊癌患者合并有胆囊结石。一般认为胆囊结石可能是胆囊癌的始发因素,长期存在的结石慢性刺激胆囊黏膜,使其增生,最后导致细胞癌变。一些特殊类型的结石(如直径>2.5 厘米)、胆囊壁钙化(瓷化胆囊)、病程在 10 年以上的亦较多并发胆囊癌。

(2) 胆囊息肉、腺瘤:胆囊黏膜腺瘤癌变已是比较确定的事实。尤其是直径大于 10 毫米,单发、无蒂或宽基底,且生长速度较快者。

(3) 胆囊腺肌病:胆囊腺肌病是一种常见的胆囊腺体及肌层增生的良性疾病,以往认为其癌变风险较低,近年来也有一些报道在胆囊腺肌病病灶处发生癌变的病例。对于病程较长,且直径>10 毫米的病灶需要密切随访,必要时应积极手术切除活检。

(4) 胆胰管汇合异常:此种解剖结构的异常可导致胰液逆行进入胆道系统,进而导致胰酶激活,刺激胆囊黏膜,甚至发生癌变。

(5) 胆道系统寄生虫及胆道感染:一些胆道寄生虫感染,如肝吸虫、华支睾吸虫等可引起胆囊炎,黏膜的慢性炎症刺激可能会增加胆囊癌发病的风险。有文献显示,在一些胆道寄生虫高发的地区,胆囊癌发病率远高于世界上其他地区。慢性细菌性胆管炎会增加胆管、胆囊黏膜上皮组织癌变的风险,常见致病菌包括沙门菌和幽门螺杆菌等。

(6) 肥胖症及糖尿病:体重指数(BMI)每增加 5 千克/平方

米,女性患胆囊癌的风险增加1.59倍,男性增加1.09倍。胆囊结石和糖尿病均是机体代谢失衡、紊乱的表现,患有糖尿病又会促发胆囊结石的形成。因此,当二者协同发生时,将会增加患胆囊癌的风险。

(7) 年龄和性别:胆囊癌发病率随年龄增长呈上升趋势。女性胆囊癌发病率是男性的2~6倍。月经初潮早、更年期晚、多胎怀孕和生育的女性,胆囊癌的发生风险增加,可能与雌激素促进胆汁淤积、结石形成有关。

(8) 其他:原发性硬化性胆管炎、溃疡性结肠炎合并胆囊结石、胆囊炎、胆囊息肉的患者易发胆囊癌。另有遗传学和基因突变等。

(徐　畅　刘厚宝)

139. 黄色肉芽肿性胆囊炎与胆囊癌为什么难以区分

黄色肉芽肿性胆囊炎是一类相对少见的慢性胆囊炎。它属于良性疾病,但常表现出破坏性的炎症反应,胆囊广泛的炎性纤维化导致胆囊壁增厚,以及多个黄褐色结节的形成。此类炎症常蔓延至邻近的器官组织,如邻近胆囊床的肝组织、十二指肠、横结肠等,造成胆囊与周围组织分界不清。目前黄色肉芽肿性胆囊炎术前诊断多基于B超、CT、MRI等影像学检查,无特异性的血清学标志物,术前准确诊断有一定困难。胆囊癌是常见的胆道恶性肿瘤,大多数患者临床就诊时已是进展期胆囊癌,而进展期胆囊癌的影像学表现与黄色肉芽肿性胆囊炎有很多相似之处,均表现为胆囊壁增厚,黏膜不完整,可同时伴发胆囊结石,病变累及邻近组织等。在血清学检查方面,黄色肉芽肿性胆囊炎患者中有相当一部分患者伴有糖类抗原 19 - 9(CA19 - 9)等肿瘤标志物增高,这些特征均造成黄色肉芽肿性胆囊炎与胆囊癌在术前难以准确鉴别,常需要细胞学检查或术中病理活检确诊。

（徐　畅　刘厚宝）

140. 什么样的胆囊息肉、胆囊结石需要手术治疗 （视频 24）

　　绝大多数胆囊癌与胆囊结石、胆囊息肉的不当治疗密切相关。胆囊结石和胆囊息肉是胆道外科最常见的良性疾病,发病率有日益增高和年轻化的倾向,在我国胆囊结石发病率为 7%～11%。胆囊结石临床上分为有症状的胆囊结石和无症状的胆囊结石。胆囊息肉样病变临床上分为炎性息肉、胆囊腺肌病、胆固醇性息肉、胆囊腺瘤、增生性息肉等。规范治疗胆囊良性疾病可以预防胆囊癌,出现以下情况需要进行胆囊切除手术治疗：

　　（1）有症状的胆囊结石:对有明显症状的胆囊结石患者,均推荐实施胆囊切除术。包括:①胆囊炎急性发作或慢性胆囊炎反复发作出现中上腹或右上腹腹胀、腹痛等临床症状;②出现胆囊结石相关并发症,如继发胆总管结石、胆管炎、胆囊十二指肠瘘、米里齐(Mirizzi)综合征、结石性肠梗阻、胆源性胰腺炎等;③胆囊颈部结石;④黄色肉芽肿性炎等。

　　（2）无症状胆囊结石:对暂不接受手术的无症状胆囊结石患者,应密切随访,如出现明显症状、胆囊结石相关并发症,以及胆囊癌高危因素时应及时实施胆囊切除术,包括:①胆囊萎缩、充满型胆囊结石、瓷化胆囊、慢性胆囊炎胆囊壁增厚(≥3毫米);②胆囊排空功能障碍或胆囊无功能;③合并先天性胰胆管汇合异常、原发性硬化性胆管炎、肥胖与糖尿病等;④大的胆囊结石(直径>3厘米);⑤胆囊变异、畸形及发育异常;⑥因其他部位脏器疾病行择期手术时,如伴发胆囊结石,条件允许的情况下可同时施行胆囊切除术。

(3)胆囊腺肌症:胆囊腺肌症是胆囊壁黏膜增生性疾病,可分为局限型、节段型和弥漫型。胆囊腺肌症存在癌变可能,合并胆囊结石的胆囊腺肌症及节段型胆囊腺肌症,其癌变风险增高,应适时实施胆囊切除术,术中行病理检查。反对对胆囊腺肌症实施局部切除术。

(4)胆囊息肉样病变:①直径在10毫米以上的胆囊息肉或处于胆囊颈部者,不论是否有临床症状,均应施行胆囊切除术;②直径在10毫米以下无临床症状的胆囊息肉,应定期(3～6个月)观察;若影像学检查发现息肉样病变中有明显血流信号,以及病变有增大趋向,均应及时行胆囊切除术。

国际上胆囊癌的发病率在西方国家呈下降趋势,而在我国,胆囊癌发病率却呈上升趋势。

《柳叶刀》杂志在2021年对全世界各种肿瘤做了一个分析,发现全世界1/4的胆囊癌在中国,80%是晚期病例,没有办法手术,愈后非常差。这与我国对胆囊良性疾病治疗不规范存在着密切的关系,规范胆囊良性疾病的治疗,对预防胆囊癌的发生有重要的意义,这一点要引起重视。

视频
24

（徐　畅　刘厚宝）

141. 为什么说"保胆取石"和"保胆取息肉"手术不可取

（1）"保胆取石"无法消除癌变机制：这是因为未能及时行规范的胆囊切除术，延长了病程，反而会增加罹患胆囊癌的风险。患者保留了有问题的胆囊，胆囊慢性炎症仍存在，胆囊由慢性炎症转变为胆囊癌的途径和癌变的危险因素仍然存在，会增加胆囊癌发生的风险。"保胆取石"更无法消除胰胆管汇合异常、原发性硬化性胆管炎等胆囊癌危险因素。"保胆取石"术后发现胆囊发生癌变的病例也屡见不鲜。

（2）"保胆取石"术后胆囊结石复发率较高："保胆取石术"只去除了胆囊内的结石，并没有消除胆囊结石形成的因素和场所，且术后胆囊内黏膜瘢痕形成，使结石更容易生成。在没有解决结石成因的情况下保留胆囊，术后必然有较高的结石复发风险；结石一旦复发，往往需要再次手术，给患者带来额外的创伤，加重经济和心理负担。

（3）结石残留带来其他并发症风险："保胆取石"术后部分患者的临床症状仍存在，胆囊结石的相关并发症仍会发生。对于胆囊内有较多小结石的患者，"保胆取石"可能会使小结石残留。术后残留的小结石可能嵌顿于胆囊管或进入胆总管，发生结石嵌顿和阻塞，甚至继发胆源性胰腺炎、化脓性胆管炎等。

（4）卫生经济学无获益："保胆取石"术后由于结石复发率高，多数患者需长期口服熊去氧胆酸等药物。而复发后患者往往需要再次手术，腹腔粘连，内镜保胆的金属夹的异物反应和粘连更为严重，增加再次行胆囊切除术的困难和风险，也增加了患者的痛苦及医疗费用。

（5）对胆囊腺瘤性息肉行"保胆取息肉"危害极大："保胆取息肉"无法去除息肉蒂部，难以避免息肉复发。而最大径＞10毫米的腺瘤性息肉已有癌变可能，但多为早期（T_{is}、T_1期），予单纯胆囊切除术即可能获得长期生存。对此类患者行"保胆取息肉"术，很可能使含有癌细胞的胆汁外溢至腹腔，人为造成肿瘤分期增加，极易导致肿瘤腹腔种植转移，危及患者生命。

（徐　畅　刘厚宝）

142. 胆囊切除术后会严重影响患者的生活质量吗

胆囊切除术（包括腹腔镜下胆囊切除术）总体上是安全的，绝大多数患者并不会出现明显的临床症状。对于已经有明显胆囊炎症症状的患者，切除胆囊后反而会消除之前的症状，大大改善了生活质量。但少数患者胆囊切除术后也可能出现一些并发症，主要包括：奥狄（Oddi）括约肌功能障碍相关性胆源性腹痛、术后消化功能紊乱相关性腹胀和腹泻等。部分患者的症状与胆囊切除术的不规范相关，如残余小胆囊、胆囊管残留过长、继发胆总管结石等。胆管损伤是胆囊切除术后的严重并发症，虽然发生率很低，但后果严重。对于专业的胆道外科手术医生只要给予充分重视、提高手术技能，仔细辨识相关结构，即能最大限度地避免胆管损伤等严重并发症的发生。

（孟庆洋　刘厚宝）

143. 胆囊切除术后会增加结直肠癌和胆总管结石发生概率吗

20 世纪 70 年代有学者提出胆囊切除可能是结直肠癌产生的危险因素,对公众观念造成了较大的影响。近年来,有研究结果显示,胆囊结石与结直肠癌的发病具有相关性,而胆囊切除术本身并不会导致患结直肠癌风险增加,肠道-微生物群-肝脏的调控机制可能是导致胆囊疾病与多个器官或部位癌变的共同原因。此外,结直肠癌可以通过内镜体检早期发现,而胆囊癌则不易早期诊断,其预后远比结直肠癌差。

国内有学者认为,胆囊切除会增加原发性胆总管结石的发病率,但支持此观点的临床研究却鲜有报道。目前,国内外均缺乏该方面的大型流行病学数据,多为小样本研究,有文献显示其发生率约为 1.5%。相反,胆囊结石特别是泥沙样结石或多发小结石易随胆汁经胆囊管进入胆总管,造成继发性胆总管结石及胆源性胰腺炎的发生率升高。

（巩子君　刘厚宝）

144. 胆道肿瘤分为哪些类型

（1）按照肿瘤生长部位分类:肝内胆管肿瘤、肝门部胆管肿瘤、肝外胆管肿瘤、胆囊肿瘤。

（2）根据肿瘤性质分类:可分为良性肿瘤和恶性肿瘤。其中胆囊良性肿瘤主要包括:胆囊幽门腺腺瘤（PGA）、胆囊内乳头状腺瘤(ICPN);胆囊恶性肿瘤主要包括:胆囊腺癌、腺鳞癌、鳞状细胞癌、未分化癌、神经内分泌瘤或癌,以及胆囊肉瘤等。肝外胆管良性肿瘤包括:胆管上皮内瘤变(BilIN)、胆管导管内乳头状肿瘤(IPNB);肝外胆管恶性肿瘤包括:胆管癌、胆管导管内乳头状肿瘤伴相关浸润癌、鳞状细胞癌、腺鳞癌、神经内分泌瘤或癌、未分化癌。肝内胆管良性肿瘤包括:胆管腺瘤、胆管腺纤维瘤、胆管上皮内瘤变、胆管导管内乳头状肿瘤、黏液性囊性肿瘤;肝内胆管恶性肿瘤包括:肝内胆管癌、胆管导管乳头状肿瘤伴相关浸润性癌、黏液性囊性肿瘤伴相关浸润性癌、未分化癌、混合性肝细胞-胆管癌、神经内分泌瘤或癌。

（李　敏　刘厚宝）

145. 如何识别良、恶性胆管狭窄（视频 25）

　　胆管狭窄性疾病是指各种原因引起的肝内外胆管管腔变窄,导致胆汁排泄障碍,并继发黄疸、胆管炎、肝功能受损等一系列表现。根据病变性质,可分为良性狭窄和恶性狭窄,良性狭窄主要包括医源性胆管狭窄、炎症性病变、胆管缺血继发狭窄、良性病变压迫胆管等;成人的胆管狭窄恶性者更为常见,主要包括原发性胆管恶性肿瘤和转移性肿瘤压迫、侵犯胆管。胆管恶性狭窄早期可能无明显症状,仅在腹部 CT 或 MRI 检查时发现胆管壁增厚伴管腔狭窄。随着肿瘤进展,可表现为进行性加重的黄疸、上腹部不适、皮肤瘙痒、食欲不振,部分患者可能伴有发热、腹痛等症状。血液学检查可发现胆红素升高,尤其以结合胆红素升高为主,肿瘤标志物 CA19 - 9 升高。辅助检查是鉴别胆管良、恶性狭窄的重要手段,彩超、CT、MRI、PET/CT、超声内镜等检查可提供胆管狭窄的部位、范围，以及病变部位血供等信息，这对于临床判断胆管狭窄的性质非常重要。然而，胆管狭窄性病变性质，最终诊断还是依靠病变组织活检＋病理检查，常用的组织活检方法有超声引导下病变组织穿刺、经口胆道镜活检、经内镜逆行胰胆管造影（ERCP）刷检、超声内镜引导下组织穿刺

活检、手术探查等。将上述获取组织进行病理学检查，可基本明确病变的良、恶性，用以指导后期的治疗。

（薄晓波　刘厚宝）

146. 胆管癌患者有哪些临床症状（视频 26）

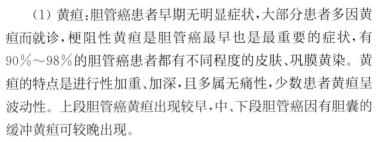

（1）黄疸：胆管癌患者早期无明显症状，大部分患者多因黄疸而就诊，梗阻性黄疸是胆管癌最早也是最重要的症状，有90％～98％的胆管癌患者都有不同程度的皮肤、巩膜黄染。黄疸的特点是进行性加重、加深，且多属无痛性，少数患者黄疸呈波动性。上段胆管癌黄疸出现较早，中、下段胆管癌因有胆囊的缓冲黄疸可较晚出现。

（2）腹痛：半数左右的患者有右上腹胀痛或不适，伴体重减轻、食欲不振等症状，这些症状常被视为胆管癌早期预警信号。腹痛一开始，有类似胆石症、胆囊炎表现。据临床观察，胆管癌发病仅 3 个月，便可出现腹痛和黄疸。

（3）皮肤瘙痒：可出现在黄疸出现的前或后，也可伴随其他症状如心动过速、出血倾向、精神委顿、乏力和脂肪泻、腹胀等。皮肤瘙痒是因血液中胆红素含量增高，刺激皮肤末梢神经而致。

（4）胆囊肿大：病变在中下段胆管的可触及肿大的胆囊，墨菲

(Murphy)征可能阴性,而上段胆管癌的胆囊不肿大,甚至缩小。

(5)胆道感染:部分胆管癌的患者会出现典型的胆管炎表现:右上腹疼痛、寒战发热、黄疸,甚至出现休克。感染细菌最常见为大肠埃希菌、粪链球菌及厌氧性细菌。

(6)其他:还会伴有诸如恶心、呕吐、消瘦,尿色深黄,如酱油或浓茶样色,大便色浅黄甚至陶土色等;晚期肿瘤溃破,出现胆道出血时可有黑便、粪便潜血试验阳性,甚者可出现贫血;有肝转移时可出现肝脏肿大、肝硬化等征象。

如果出现上述症状,一旦诊断为胆管癌,往往也是中晚期,所以胆管癌的早期诊断存在很多困难,缺乏特异性的临床表现。因此,胆管癌主要靠临床表现结合实验室和影像学检查综合应用、综合性评估。这时体检的作用就显得尤为突出。

视频26

（薄晓波　刘厚宝）

147. 胆道恶性肿瘤发病有哪些高危因素和高危人群

胆道恶性肿瘤是指发生在胆道系统内的恶性肿瘤,包括胆囊癌、胆管癌和肝内胆管癌等。虽然胆道恶性肿瘤的具体病因尚不完全清楚,但存在一些被认为与其发病风险增加相关的高危因素和高危人群。以下是一些常见的高危因素和高危人群:

(1)高危因素:

1)胆囊结石:胆囊结石是临床常见的胆囊良性病变。既往的研究已证实胆囊结石是胆囊癌最重要的危险因素之一,且结石越大,病程越长,患胆道恶性肿瘤的风险也就越大。

2）肝内胆管结石：在肝内胆管结石高发地区，胆道恶性肿瘤发病率也随之增高。高达 94％的肝内胆管结石患者会发生胆道系统感染，因此对于肝内胆管结石导致胆道恶性肿瘤的发病途径，一般认为是由于结石堵塞胆道，造成胆汁停滞，局部胆汁石胆酸增多，加上结石对胆管壁的长期刺激，形成胆道细菌感染及慢性炎症损伤，继而引起胆管黏膜上皮的不典型增生，导致胆道恶性肿瘤的发生。

3）慢性胆囊炎和胆管炎：慢性炎症的存在增加了胆道恶性肿瘤的发生风险。

4）胆囊息肉：胆囊息肉是胆囊黏膜上的良性肿瘤，但某些类型的息肉可能会演变为胆囊癌。大尺寸的胆囊息肉或具有异常形态学特征的息肉增加了胆囊癌的风险。

5）胆囊疾病：除了胆结石和慢性胆囊炎外，其他胆囊疾病如胆囊腺肌症、胆囊腺病变和胆囊切除术史等都与胆囊癌的发生有关。

6）胆道先天性畸形：先天性胆管扩张（胆总管囊肿）、胰胆管连接不良和卡罗利（Caroli）病可能增加恶性肿瘤的发生风险。

7）胆道蛔虫感染：胆道蛔虫感染可能导致胆道炎症和损伤，增加患恶性肿瘤的风险。

8）肝吸虫感染：胆管癌是肝吸虫感染导致的最严重的并发症，东南亚国家尤其是泰国的肝内胆管癌发病率居全世界首位。

9）慢性肝病：如乙型肝炎和丙型肝炎，与胆道恶性肿瘤的发生有关。

10）肥胖和代谢综合征：肥胖和代谢综合征与多种恶性肿瘤的发生风险增加有关，包括胆道恶性肿瘤。

11）糖尿病：糖尿病患者患胆道恶性肿瘤的风险较非糖尿病人群高。

12）烟草使用：吸烟与多种癌症的风险增加有关，包括胆道恶性肿瘤。

（2）高危人群：

1）年龄：年龄是胆道恶性肿瘤发生的一个重要因素，随着年龄的增长，发病风险会增加。

2）性别：男性比女性更容易患胆道恶性肿瘤。

3）饮食因素：高脂肪、高胆固醇饮食，以及缺乏蔬菜和水果的饮食习惯，可能增加胆道恶性肿瘤的风险。

4）遗传因素：家族中有胆囊癌或胆管癌的人，其个体患病风险较高。

5）原发性硬化性胆管炎（PSC）患者：原发性硬化性胆管炎是一种胆汁淤积性肝病，其特征是胆道系统纤维化炎性损伤，诱导慢性炎症、胆管上皮增殖和内源性胆汁诱变剂的产生，可能导致胆管肿瘤发生。胆管癌是原发性硬化性胆管炎患者最常见的恶性肿瘤。

6）化学物质接触者：长期接触某些化学物质，如苯胺和二硝基甲苯等，与胆道恶性肿瘤的发生有关。

7）某些地理区域的人群：亚洲地区，特别是中国和日本的人群发生胆道恶性肿瘤的风险较高。

8）感染者：某些感染与胆道恶性肿瘤的发生有关，包括胆囊细菌感染、胆囊结核和肝内胆管感染。

9）使用免疫抑制剂者：接受器官移植或患有免疫系统疾病的人群由于免疫抑制药物的使用而面临较高的患胆道恶性肿瘤风险。

10）染料工业工人：长期从事染料工业等职业的人群接触到苯胺等化学物质，增加了胆道恶性肿瘤的风险。

（王越琦　锁　涛　刘厚宝）

148. 胆道系统恶性肿瘤有哪些治疗方式

　　胆道系统恶性肿瘤是指发生在胆囊、胆管和肝内外胆管等部位的恶性肿瘤。治疗策略的选择取决于肿瘤的类型、分期、位置和患者的整体健康状况。以下是胆道系统恶性肿瘤常用的治疗方式：

　　（1）手术切除：胆道系统恶性肿瘤的根治性手术切除要求达到完全切除（R0 切除），方法包括肝段切除、半肝切除、扩大肝切除、尾状叶切除等联合或不联合区域淋巴结的清扫。在胆囊癌方面，目前认为单纯胆囊切除术只适用于 T_{1a} 期胆囊癌，而 T_{1b} 期以上的胆囊癌则需进行胆囊和胆囊周围部分正常肝组织的切除以达到切缘阴性，同时还需进行肝门淋巴结清扫。

　　（2）化疗：化疗是使用抗癌药物来杀死或抑制癌细胞生长和扩散，以减轻症状、延长患者的生存时间，并在一些情况下有可能达到完全缓解的效果。在胆道恶性肿瘤的化疗中，常用的药物包括吉西他滨、顺铂、奥沙利铂和 5 - 氟尿嘧啶（5 - FU）。这些药物通过不同的机制作用于癌细胞，例如干扰 DNA 合成和修复、抑制细胞增殖、诱导细胞凋亡等。化疗的具体方案和周期会因患者的病情、肿瘤的阶段和个体差异而有所不同。通常化疗可以作为手术前的辅助治疗，以缩小肿瘤的大小、降低手术难度；也可作为手术后的辅助治疗，以清除残留癌细胞和预防复发。此外，在晚期或转移性胆道恶性肿瘤中，化疗可以用于缓解症状、延长生存时间。

　　（3）放疗：通过使用高能射线（如 X 射线或 γ 射线）照射肿瘤区域，以杀死癌细胞或抑制其生长。放疗可以通过直接杀死肿瘤细胞或通过损伤其 DNA,阻止其分裂和增殖。对于胆道恶性肿瘤,放疗通常用于手术前后、术中或作为单独治疗的选项。放疗可以减轻症状、缩小肿瘤体积、控制疾病进展,并提高患者的生存率。放疗方案根据患者的病情、肿瘤类型与分期和个体化需求而定,通常在多学科医疗团队的指导下制定。放疗可能会引起一些副作用,如疲劳、恶心、呕吐、食欲减退等,但这些副作用通常是暂时的,并可以通过适当的支持性治疗得到缓解。

(4) 靶向治疗:通过使用特定的药物或其他治疗手段,干预肿瘤细胞中的异常信号通路或蛋白质,以抑制其生长和扩散。常用的靶向治疗药物包括厄洛替尼、索拉非尼和雷莫芦单抗,它们可以针对具体的分子靶点,从而阻断肿瘤的异常生长和血液供应。靶向治疗为胆道恶性肿瘤患者提供了更加精准和个体化的治疗选择。

(5) 免疫治疗:胆道恶性肿瘤的免疫治疗是一种利用激活患者自身免疫系统来对抗癌细胞的治疗方法。它通过使用免疫检查点抑制剂、癌疫苗、嵌合抗原受体 T 细胞治疗(CAR - T 细胞疗法)等策略,增强免疫系统对肿瘤的识别和攻击能力。免疫治疗可以激活免疫细胞,如 T 细胞和自然杀伤细胞,以攻击肿瘤细胞并抑制其生长。

免疫治疗在胆道恶性肿瘤中的应用取得了一些令人鼓舞的成果。例如,免疫检查点抑制剂,如 PD - 1 抑制剂(如帕博利珠单抗)和细胞毒性 T 淋巴细胞相关抗原 4(CTLA - 4)抑制剂(如伊匹木单抗),可以解除癌细胞对免疫攻击的抑制,从而增强免疫细胞的活性。此外,癌疫苗和 CAR - T 细胞疗法等个体化治疗方法也在胆道恶性肿瘤的免疫治疗中得到研究和应用。免疫治疗的优势之一是其在长期内保持对肿瘤的控制,同时具有较少的副作用。然而,免疫治疗对患者的反应和疗效存在一定的变异性,且非对所有患者都有效。因此,需要结合患者的病情、肿瘤特征和个体差异,综合考虑多种治疗策略,制定最佳的治疗方案。

(6) 内镜治疗:常见的内镜治疗包括 ERCP、内镜下切除术和内镜黏膜下切除术等。在 ERCP 中,通过内镜引导下的导管,可以进行胆道狭窄的扩张、胆管内支架的放置和胆管结石的清除。对于早期胆道恶性肿瘤,内镜下切除术和内镜黏膜下切除术可以实现肿瘤的局部切除,避免开放手术的创伤。内镜治疗具有微创、恢复快、痛苦少等优点,对于无法进行手术的患者或作为辅助治疗的选择具有重要意义。

(7) 介入治疗:介入治疗是一种以血管为入路,通过引导导丝和血管内器械直接作用于肿瘤或肿瘤周围的治疗方法。常见的介入治疗包括肝动脉插管化疗栓塞(TACE)、经皮经肝胆管穿刺引流(PTCD)、经皮经肝胆管支架植入和射频消融治疗等。肝动脉插管化疗栓塞通过导管将抗癌药物直接送入肝动脉,使药物在肿瘤局部高浓度存在,从而达到杀伤肿瘤的效果。经皮经肝胆管穿刺引流是将导管经皮穿刺插入肝内胆管,以缓解胆道梗阻和恢复胆道通畅。经皮经肝胆管支架植入可以在胆道狭窄部位放置支架,维持胆道通畅,减轻症状。射频消融治疗则是利用高频电流产生热能,对肿瘤进行局部灼烧,达到破坏癌细胞的目的。

(8) 中医治疗、保守治疗和支持治疗:对于晚期或转移性胆道恶性肿瘤,如果手术切除或其他治疗不可行,可以采取中医治疗、保守治疗和支持治疗措施,以改善患者的生活质量。这包括疼痛管理、营养支持、心理支持和病情监测等。

(龚煜达　刘厚宝)

149. 胆道系统良性肿瘤需要治疗吗

　　胆道系统良性肿瘤在临床上较为少见,分为胆囊及胆管良性肿瘤。胆囊息肉样病变(PLG)是胆囊黏膜隆起性病变的统称,可分为非肿瘤性息肉(假性息肉)和肿瘤性息肉(真性息肉)。前者包括胆固醇性息肉、腺肌症、炎性息肉、增生性息肉等,后者包括胆囊腺瘤等良性肿瘤和早期胆囊癌等。PLG 的大小是真性息肉的独立相关因素,目前的共识是最大径>10 毫米的 PLG 应行胆囊切除术。对于最大径<10 毫米的 PLG,准确区分真性息肉与假性息肉非常关键。不论 PLG 大小,若影像学检查测及血流信号,则真性息肉可能性大,应及时行胆囊切除术。对于最大径为 6~9 毫米的无症状 PLG,如影像学检查未测及血流信号,应密切随访,每半年复查 1 次超声等影像学检查,当出现临床症状或合并胆囊癌的危险因素(年龄>50 岁,6 个月内 PLG 增大超过 2 毫米、胆囊壁增厚>3 毫米等)时,应及时行胆囊切除术。对于最大径<5 毫米的无症状 PLG,可定期复查,每年进行 1 次超声检查,当出现临床症状或合并胆囊癌的危险因素时,应及时行胆囊切除术。

　　胆管良性肿瘤中以胆管腺瘤、胆管囊腺瘤(黏液性囊性肿瘤)、胆管导管内乳头状肿瘤、胆管上皮内瘤变多见,神经内分泌瘤、纤维瘤、平滑肌瘤、神经鞘瘤等则罕见。根据第 5 版《WHO消化系统肿瘤分类》,胆管上皮内瘤变、导管内乳头状肿瘤和黏液性囊性肿瘤被归类于胆道恶性肿瘤的癌前病变。胆管良性肿瘤一般无症状,只有当肿瘤长到足以造成胆管梗阻时才会出现症状。此时可有腹胀、腹痛、黄疸和胆管炎的症状,少数患者合并胰腺炎或胆道出血。治疗原则应将胆管局部切除，以免术后复发。位于高位胆管者，切除后如胆管重建有困难，可考虑作肝方叶切除，以利肝胆管显露和行胆肠吻合。位于肝、胆总管游离段者，可作胆管端端吻合、T 管支撑引流，或胆管空肠鲁氏 Y 型吻合（Roux-Y 吻合）。位于壶腹部者，可切开奥迪括约肌作肿瘤局部切除。如肿瘤位于胆总管胰腺段，难以作胆总管局部切除，则可行胰十二指肠切除术等。

（王越琦　刘厚宝）

150. 如何预防胆道系统恶性肿瘤

（1）合理调节饮食：胆道恶性肿瘤是一种发生在胆道系统的恶性肿瘤，可能与胆石症、胆道感染等因素有关，而胆石症与饮食关系密切，建议患者在日常生活中注意合理饮食，多食易消化吸收并富有蛋白质的食物，如新鲜水果和蔬菜、瘦肉、水产品、豆制品等，以满足人体新陈代谢的需要，禁食辛辣、肥腻、油炸食品，少吃高脂肪食物。

（2）养成良好的生活习惯：平时可以适当进行体育锻炼，控制血糖及体重，保持情绪稳定。烟草中含有大量的尼古丁、焦油等有害物质，而酒中含有大量的乙醇，如果患者长期吸烟、酗酒，可能会导致肝胆受损，容易增加患癌的风险。建议患者避免吸烟、酗酒，以免不利于身体健康。

（3）定期到医院进行相关检查：对于患有胆总管囊肿、胆管结石、慢性肝病、肝脏寄生虫、硬化性胆管炎或某些遗传疾病（包括囊性纤维化和林奇综合征）等疾病，必须定期到医院进行相关检查，如肿瘤标志物检查、肝功能及影像学检查等，以全面排查是否患有胆管癌。

(沈　盛　刘厚宝)

151. 胆道肿瘤患者术后需要注意哪些问题

胆道肿瘤术后,早期下床活动可减少深静脉血栓及坠积性肺炎的发生,并有助于促进胃肠道蠕动。若手术不存在消化道重建者,术后早期即可开放饮食,建议选择清淡易消化的食物,可适量增加蛋白质的摄入,如鱼类、鸡肉、乳制品等,并补充维生素及矿物质。若存在消化道重建,开放饮食后需遵循少食多餐的原则,多下床活动,并观察有无进食后饱胀、恶心、呕吐等,除外胃排空障碍。若存在胃排空障碍,应严格禁食,行胃肠减压、静脉营养,或经鼻肠管行肠内营养支持等。若术后存在胆汁外引流情况,需注意大量胆汁丢失易引起电解质紊乱及营养失衡,联合胆汁回输可有助于脂质的吸收,改善营养状况,并确保水、电解质平衡。

胆道肿瘤术后会放置各种引流管,一些病患需带引流管出院。引流管的护理应注意:①定期换药,定期更换引流袋,避免逆行感染;②妥善固定引流管,若不慎脱落,需及时就医;③保持引流管通畅,若引流量或性质突发改变,需及时就医。

根据术后病理结果需制定后续治疗方案,或结合放、化疗等抗肿瘤治疗,以预防术后残留癌细胞的复发和转移,提高患者的生存期,改善其生活质量。胆管癌术后还应定期做复查,检查局部或全身是否有肿瘤转移的情况。出院后若出现无法解释的发热、寒战、腹痛、腹胀、黑矇、晕厥、呕血、便血等,需及时就诊,除外迟发性腔内出血、腔外出血、腹腔感染、急性胆管炎、吻合口溃痨等。

（王吉文　刘厚宝）

152. 胆道肿瘤术后患者如何进行营养管理

胆道肿瘤患者术后容易发生营养不良，主要与以下几方面因素有关：①肿瘤本身引起的机体代谢方式改变，②手术应激导致分解代谢亢进；③肝功能异常及消化道重建导致营养物质消化吸收能力受损。

患者术后如果出现以下情况：不能经口摄食或者经口摄食量达不到平时的 $60\%\sim80\%$；体重持续下降；感到疲乏、活动能力较前显著下降，则提示患者存在较高的营养风险。而营养不良与术后并发症出现、放化疗的耐受性下降、患者生存期缩短都密切相关，应引起高度的警惕。对于有营养支持需求的患者，推荐按照营养治疗的"五阶梯"原则进行营养补充。

第一阶梯：饮食＋营养教育。如为轻度营养不良，通过第一阶梯的治疗方法即可达到目标效果，其中营养教育又包含：评估营养不良严重程度、判断营养不良类型、分析营养不良的原因、提供个体化饮食指导，以及讨论或处理营养不良的非饮食原因。

第二阶梯：饮食＋口服营养补充（ONS）。如果饮食＋营养教育不能达到目标需要量，则应该选择饮食＋ONS，顾名思义就是除了正常食品以外，还可以通过补充口服特殊医学用途配方食品（特医食品）来满足营养素摄入的需求。

第三阶梯：全肠内营养（TEN）。该方法适用于完全不能进口摄食的状况下使用，如吞咽障碍、胃潴留等，通常通过鼻胃管、鼻肠管等方式进行喂养。这种情况下应根据患者具体的肠道功能,个体化选择肠内营养制剂。

第四阶梯:部分肠内营养(PEN)＋补充性肠外营养(SPN)。当单纯通过肠内营养治疗仍无法达到目标量的情况下,需要在此基础上增加肠外营养来辅助治疗营养不良的情况,但是建议尽可能保留肠内营养,来维持肠道正常的功能。

第五阶梯:全胃肠外营养(TPN)。在肠道完全不能使用的情况下,TPN 则被作为维持患者生存的唯一营养物质来源,主要适用于:消化道出血、消化道瘘、肠梗阻等消化道不能被利用,以及终末期患者。

(沈 盛 刘厚宝)

153. 我们应该怎样做才能避免胰腺癌

胰腺癌确切的病因并不完全清楚,但已知一些潜在的危险因素,包括长期吸烟、饮酒、高龄、高脂饮食、超重或肥胖、慢性胰腺炎或伴发糖尿病等非遗传因素,以及 *CDKN2A*、*BRCA1/2*、*PALB2* 等基因突变可能增加患胰腺癌的风险。

预防胰腺癌是一个复杂的问题,因其病因尚未完全清楚。但通过采取一系列健康的生活方式,如不抽烟、健康饮食、控制体重、限制酒精摄入等可以降低患胰腺癌风险。此外,定期体检可以早期发现胰腺癌或其他潜在健康问题,特别是对于高风险人群(如吸烟者或具有家族史的人),体检和筛查非常重要。如果家族中有胰腺癌病例或存在遗传因素的风险,建议进行遗传咨询和基因测试。

正常胰腺解剖位置见图 7-1。

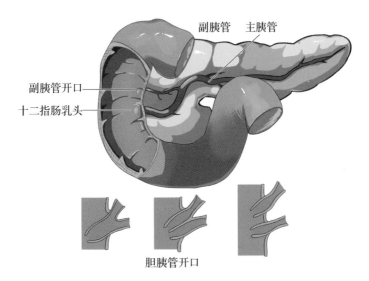

图 7‑1 　正常胰腺解剖位置

（周文涛　王单松）

154. 出现哪些症状应警惕胰腺癌（视频 27）

胰腺癌通常在早期没有明显的症状，因此早期较难被发现。然而，随着疾病的进展，可能会出现如下症状：

（1）上腹部饱胀不适或疼痛：常为首发症状。多数患者仅表现为上腹部不适或隐痛、胀痛，易与胃肠道疾病相混淆而被忽视。如胰腺癌侵犯腹腔神经丛，则可导致剧烈的腰背痛，往往提示中晚期肿瘤。

（2）消瘦与乏力：大部分患者在病程初期即可出现体重下降、浑身无力，可能与肿瘤消耗、食欲降低等相关。

（3）黄疸：胰头部肿瘤压迫或侵犯胆管可出现全身皮肤及巩膜黄染，可伴有皮肤瘙痒、陶土样大便、浓茶色尿液。

（4）其他：部分患者可出现腹泻，尤其在进食油腻食物后。部分患者还可出现近期血糖升高、持续低热，以及消化道梗阻或出血等。

（周文涛 王单松）

155. 胰腺癌有哪些治疗方案（视频 28）

胰腺癌是系统性疾病，其治疗方案通常根据肿瘤分期、患者健康状况等综合评估后制定。根据我国卫生健康委员会发布的《胰腺癌诊疗指南》（2022 版），其治疗方案包括如下：

（1）外科治疗：手术切除是胰腺癌患者获得治愈机会和长期生存的唯一有效方法。

（2）内科治疗：胰腺癌内科药物治疗可应用于各个期别的患者，不仅可以延长患者的生存时间，同时可减轻晚期患者的疼痛，提高生命质量。

（3）放疗：放疗是胰腺癌的重要局部治疗手段之一，贯穿各个分期。

（4）介入治疗：主要治疗手段包括经动脉灌注化疗、消融治疗、经皮肝穿刺胆道引流、胆道支架植入、消化道支架植入、出血栓塞治疗、癌痛腹腔神经丛阻滞治疗。

（5）支持治疗：最佳支持治疗应贯穿胰腺癌治疗的始终，尤其以终末期患者为主，目的是预防或减轻临床症状，提高生活质量。

（6）中医药治疗：中医药有助于促进胰腺癌术后机体功能恢复，减少放疗、化疗及靶向药物治疗的毒性反应，缓解患者症状，改善患者生活质量，可能延长生存期。

（周文涛　王单松）

156. 胰腺癌早期发现及诊断措施有哪些（视频 29）

胰腺癌是癌中之王，绝大多数患者发现时已属于晚期，已不宜手术，只能进行姑息性的全身化疗、靶向治疗及免疫治疗，或者增加局部的放疗，但疗效不满意，约 80% 的患者在 6～12 个月内仍会死亡。相反若能够早期发现肿瘤（直径＜2 厘米），并及时进行手术治疗，术后应用辅助治疗等，则其 5 年生存率可达 80% 或以上，因此，早期发现胰腺癌患者十分重要。

如何早期发现胰腺癌患者？根据临床经验，尤其是近期临床大数据分析发现：针对高危人群年度的肿瘤标志物 CA19 - 9、癌胚抗原（CEA）及规范腹部增强 CT 的主动监测是非常重要的举措。高危人群指：①年龄＞50 岁，并长期吸烟和长期饮酒者；②患有慢性胰腺炎者；③高脂血症者；④长期糖尿病患者；⑤直系亲属曾患有胰腺癌者；⑥长期从事接触并暴露于化学诱变剂工种人员。

有些临床症状或疾病务必引起高度重视，若临床上出现如下情况：①不明原因消瘦；②突发性血糖升高；③不明原因左上腹不适或背部酸痛；④不明原因食欲明显减退；⑤不明原因急性胰腺炎，尤其出现局限性胰腺炎；⑥出现无痛性全身皮肤或巩膜黄染改变者，须尽快至三级综合医院进行规范检查，尤其注意肿瘤标志物 CA19 - 9、CEA 等监测；同时进行腹部动态增强 CT 的检查，若在增强 CT 上发现胰腺形态轮廓、大小、密度、强化及胰腺管扩张等异常表现,则须进行增强 MRI 的规范化检查以明确诊断;对疑难不能明确诊断者,可推荐进一步做 PET/CT 检查,若仍不能明确诊断者,可进行腔内超声引导下的穿刺活检,或 3～6 个月复查动态增强 CT,甚至动态增强 MRI 检查。

（曾蒙苏）

157. 部分胰腺被切除后会出现糖尿病和消化不良吗

胰腺中的胰岛细胞负责分泌胰岛素,其为调控血糖的重要激素。胰腺手术中切除了一部分胰腺后,可能使胰岛细胞数量减少,导致胰岛素分泌不足。这可能导致血糖升高,最终发生糖尿病。然而,并非所有接受胰腺手术的人都会发展为糖尿病,这取决于切除胰腺的多少、术前胰岛细胞的功能状况,以及个体的代谢状态。

胰腺产生的胰液中含有大量帮助消化吸收的酶类,胰腺手术切除部分胰腺后,可能导致消化酶的产生减少,从而影响食物的消化过程。这可能导致消化不良,包括脂肪吸收不良、腹泻、腹胀和营养不良等症状。消化不良的严重程度取决于切除胰腺部分的大小和位置,以及个体的胰腺功能储备量。在术后,饮食管理和营养支持可能是必要的,以帮助患者适应消化功能的改变。

（王单松　周文涛）

158. 胰腺癌术后如何随访

随访的主要目的是及早发现肿瘤复发或第二原发癌,并及时干预处理,以提高患者的总生存期,改善生活质量。

胰腺癌术后患者,术后第 1 年,建议每 3 个月随访 1 次;第 2～3 年,每 3～6 个月随访 1 次;之后每 6 个月随访 1 次。随访项目包括血常规、生化及 CA19 - 9、CA125、CEA 等血清肿瘤标志物,胸部薄层 CT、上腹部增强 CT 等检查。随访时间至少 5 年。怀疑肝转移或骨转移的患者,需行肝脏 MRI 和骨扫描。

晚期或合并远处转移的胰腺癌患者,应每 2～3 个月随访 1 次。随访包括血常规、生化及 CA19 - 9、CA125、CEA 等血清肿瘤标志物,胸部 CT、上腹部增强 CT 等检查,必要时复查 PET/CT。随访目的是综合评估患者的营养状态和肿瘤进展情况等,及时调整综合治疗方案。

(王单松　周文涛)

159. 胰腺上的肿瘤一定是胰腺癌吗(视频 30)

胰腺上的肿瘤并不一定都是胰腺癌。我们常说的胰腺癌专指胰腺导管腺癌,恶性程度高、预后极差。除此之外,还有一部分肿瘤也发生于胰腺,却有着较好的生物学行为及预后,如呈囊性生长的浆液性囊腺瘤、黏液性囊腺瘤及胰腺导管内乳头状瘤;呈实性生长的实性假乳头状瘤、神经内分泌肿瘤等。自身免疫性胰腺炎也可以表现为胰腺的局部肿块,在临床上常常同胰腺导管腺癌相混淆。总的来说，如果发现胰腺有占位性病变，应综合考虑患者的临床症状、影像学检查、肿瘤学标志物及病理活检结果，以作出正确的诊断和治疗。

（王单松　周文涛）

160. 胰腺癌是一种预后很差的疾病吗

胰腺癌是一种预后较差的消化道恶性肿瘤，被称为"癌中之王"。因为胰腺癌的临床症状往往比较隐匿，早期诊断率低，使得大部分患者在确诊时已失去手术切除机会。此外，胰腺癌对化疗和放疗的敏感性相对较低，因此治疗的选择和效果也受到限制。胰腺癌患者的总体 5 年生存率仅为 10% 左右。但是，随着医疗技术的进步，治疗策略的改进，以及多学科团队的综合诊治，胰腺癌的预后正在逐步改善。对于早期胰腺癌，手术完整切除可以明显提高预后。对于晚期胰腺癌，化疗、靶向治疗、放疗和免疫治疗等综合治疗策略，可以提供姑息治疗和延长生存的机会。

（王单松　周文涛）

161. 胰腺术后发生胰瘘如何处理

胰瘘是胰腺术后最常见的并发症，大部分胰瘘为不会产生严重后果的单纯瘘。但是，胰瘘合并感染后易对周围血管、组织造成腐蚀性损伤，引起腹腔内大出血，甚至危及生命。

胰瘘发生后，必须保持引流通畅，预防腹腔内感染，胰瘘大多在 6～8 周后可自行愈合。如出现腹腔出血可考虑介入栓塞止血。手术治疗主要适于引流不畅、伴有严重腹腔感染或发生大出血的胰瘘患者。

（周文涛　王单松）

第八章　消化道黏膜下肿物

162. 什么是食管黏膜下肿物(视频 31)

食管黏膜下肿物(EST)是一类在食管壁黏膜层以下发展起来的肿瘤。这些肿瘤可能由多种细胞类型构成,其中最常见的是平滑肌瘤,占 EST 的 $60\%\sim80\%$,好发于食管中下段。EST 还包括其他类型的肿瘤,如神经鞘瘤、脂肪瘤等,每种肿瘤都有其特定的细胞起源和生物学特性。

EST 的一个显著特点是它们在早期往往不会引起任何症状。由于它们位于黏膜层以下,不直接接触食管内腔,因此不会立即影响食物的通过。然而,随着肿瘤体积的增加,它们可能会对食管腔造成压迫,这时患者可能会经历吞咽困难、胸痛或食物滞留感等症状。

EST 通常是通过内镜(图 8 - 1)或影像学检查(如 CT 和 MRI 等)偶然发现的。超声内镜(EUS)是进一步诊断的重要工具,它使用高频超声波探头来获取食管壁的高分辨率图像(图 8 - 2)。EUS 能够详细显示肿瘤的大小、深度和层次结构,以及是否有侵犯食管的深层组织的迹象。通过识别肿瘤的回声特性、边界清晰度、血管和相关淋

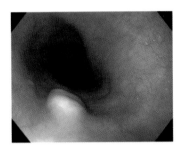
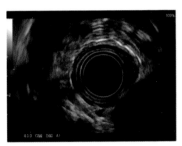

图 8-1　EST 胃镜图　　　图 8-2　EST 超声内镜图

巴结病变等信息,还可以初步评估肿瘤的良性和恶性。一般地说,不推荐对良性 EST 进行组织取样;对怀疑恶性或难以评估良性和恶性的病灶,可以有选择地采用 EUS 引导下细针穿刺吸引术(EUS - FNA)或 EUS 引导下细针穿刺活检(EUS - FNB)进行活组织取样,并进行病理学检查。

　　对于小的无症状的 EST,医生可能会建议选择随访策略,并要求定期进行内镜或影像学检查以监测肿瘤的生长情况。这种监测有助于及时发现肿瘤的任何变化,从而在必要时采取适当的医疗措施。对于较大或引起症状的肿瘤,医生会根据肿瘤的具体情况和患者的健康状况,进行详细的评估和讨论。

(李全林　许佳祺)

163. 食管黏膜下肿物的治疗选择有哪些(视频 32)

　　EST 的治疗需要综合考虑多种因素,如肿物的大小、生长速度、位置、良恶性质,以及是否对患者造成症状等。以下是几种常见的治疗方式：

（1）观察和监测：对于小且无症状的 EST，医生可能推荐"观察和等待"的策略。这需要进行定期的内镜检查和影像学检查，以监控肿物是否生长或变化。

（2）内镜下切除：随着医疗技术的进步，内镜手术已成为治疗 EST 的重要手段，具有创伤小、恢复快等优点。根据《中国消化道黏膜下肿瘤内镜诊治专家共识》（2023 版），对于符合适应证的患者，内镜切除方式主要有以下几种：①内镜套圈切除术，适用于较为表浅、向腔内生长，且通过套圈器可以一次性完整切除的 EST；②内镜黏膜下肿物挖除术（ESE），适用于直径≥2 厘米、向腔内生长但内镜套圈切除困难的 EST；③隧道法内镜黏膜下肿物切除术（STER），适用于横径≤3.5 厘米、易于建立隧道的固有肌层来源的 EST；④内镜下全层切除术（EFTR），适用于横径＞3.5 厘米、难以建立隧道、突向浆膜下或部分腔外生长的 EST。

（3）外科手术和综合治疗：对于较大、复杂或有恶性潜力的不适用于内镜手术的 EST，可能需要进行开放手术或腹腔镜手术来切除肿瘤，常联合放疗、化疗或靶向治疗等综合治疗方案。

无论采取哪种治疗方法，术后定期随访都是必要的。这包括内镜检查、影像学检查和实验室检查，以确保没有肿瘤残留或复发。

（李全林　张召潮）

164. 如何采用食管隧道技术治疗黏膜下肿物

EST 可能因位置深或大小较大而难以通过传统内镜手术切

除。隧道法内镜黏膜下肿物切除术即在食管黏膜下层创建一个隧道,内镜医生可以在切除深部肿物的同时保持食管黏膜的完整性,控制损伤和减少术后不良反应。适用于横径≤3.5 cm、易于建立隧道的固有肌层来源的 EST(图 8-3)。

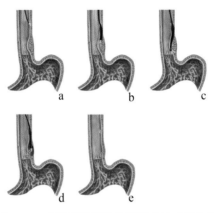

图 8-3　食管黏膜下肿物隧道法治疗示意图

手术步骤主要分为以下 4 步:①建立隧道开口,需要在肿瘤上方约 5 厘米的正常食管黏膜上制作一个小的切口,作为进入黏膜下层的入口;②构建隧道,通过切口在黏膜下层逐步分离,构建一条通往肿物的隧道;③肿物切除,隧道完成后,将暴露的肿物通过内镜下的切割和剥离工具进行切除;④隧道封闭,肿瘤切除后,使用内镜下缝合技术或金属夹封闭隧道入口。

相较于传统外科手术,内镜下食管隧道技术减少了手术创伤和术后疼痛,患者住院时间和术后恢复时间均大大缩短,并且手术过程保留了食管的完整性和功能。

术后护理也是十分重要的,术后初期需要进流质或软食,避免对食管造成额外压力。短期内可能需要限制重体力活动,减少并发症发生风险。最后,根据肿物的病理结果需进一步制定后续治疗策略,进行密切随访或追加其他治疗等。若病情相对复杂或罕见,根据需要可以寻求多学科会诊(MDT)的帮助。

(李全林　潘海婷)

165. 胃黏膜下肿物如何治疗

通过超声内镜和 CT 等检查,了解到胃黏膜下肿物(GST)有恶变的可能性,或者肿物伴有出血、梗阻的症状,可以进行内镜下切除。当然,虽然通过一些检查证实是良性肿瘤,但如果治疗意愿强烈的,也可以尝试内镜下治疗。一旦明确有淋巴结转移或远处转移,则建议外科手术。内镜下治疗 GST 的方式有多种,需根据不同情况进行。

（1）如果是比较表浅的肿物,并且在治疗前通过超声内镜、CT 等检查发现肿物是向胃腔内突出的,通过圈套器可以一次性完整切除的,可采用内镜圈套切除的方式来切除。

（2）术前通过超声内镜、CT 检查,虽然该肿物是突向腔内的,但是在肿物直径>2 厘米,圈套完整切除难度较大的情况下,可通过内镜黏膜下肿物挖除术来切除肿物(图 8-4)。

（3）肿物在胃内的部位是位于贲门、胃小弯或者胃窦位置,而且通过术前的超声和 CT 评估发现肿物是起源于固有肌层的,并且直径≤3.5 厘米,可以通过建立黏膜下隧道切除肿瘤,我们称之为经隧道法内镜黏膜下肿物切除术(图 8-5)。

（4）对于难以建立隧道部位的 GST 或肿物最大横径>3.5 厘米不适合用隧道法切除者,肿物突向浆膜下或部分腔外生长、术中发现肿物与浆膜层紧密粘连而无法分离者,可选用内镜下全层切除术进行治疗。

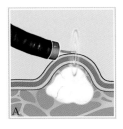
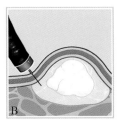
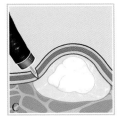
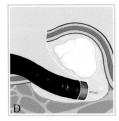

图 8 - 4 胃黏膜下肿物内镜治疗示意图
A. 术前超声定位;B. 黏膜下注射;C. 切开黏膜层;D. 逐层剥离瘤体

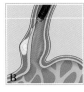

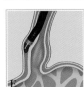

图 8 - 5 经隧道法内镜黏膜下肿物切除示意图
A. 瘤体定位;B. 黏膜下层注射;C. 切开黏膜层进入黏膜下层;D. 逐步分离瘤体;E. 完成取出瘤体;F. 闭合隧道

(朱泱蓓 马欣玥)

166. 结直肠黏膜下肿物有哪些表现

大多数时候,小的结直肠黏膜下肿物(CST)不会带来任何不适,许多黏膜下的肿物生长的速度极为缓慢,以至于可能根本感觉不到它的存在。但是,随着病灶逐渐长大(图 8－6、图 8－7),有一部分 CST 可能表面破溃从而出血,或者造成肠腔的狭窄、堵塞,产生消化道梗阻的症状,甚至发生转移的症状。

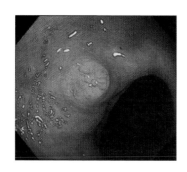
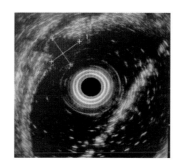

图 8－6　黏膜下肿物内镜图片　　图 8－7　黏膜下肿物超声内镜图片

（1）腹部不适:患者可能感觉到肚子胀胀的,有时会表现为肚子隐痛,严重者甚至出现绞痛。

（2）大便次数变化:可能会发现自己经常便秘或者腹泻,有时发现粪便变细或是形状改变。

（3）便血或黑便:患者可能在大便的时候发现有血迹,或者大便颜色发黑,有的像融化的柏油一样。

（4）直肠肿物:可能会有频繁的便意,排便不尽感,大便坠胀感、阻塞感,等等。

需要警惕的症状:如果频繁出现大便带血、大便发黑,或出现梗阻症状,如腹部胀痛伴排便、排气减少,可能是肿块变坏的信号,请尽快就医。

如果发生以上症状,医生会建议完成肠镜检查。医生会用一根前端带有摄像头的管子,进入肠道里面看看有没有问题。如果发现是黏膜下面隆起来的病灶,会通过观察这个病灶的大小、活动度、软硬度、颜色、表面是否有溃疡等,来明确是黏膜下的肿物,还是腔外压迫的脏器。有时还会使用一根带有超声的小探头,来判断这个肿物的起源、大小、回声;有时候医生还会要求做 CT 或者 MRI 检查,以进一步明确周围淋巴结的情况或者远处有没有转移的情况。

(朱泱蓓 朱 亮)

167. 结直肠黏膜下肿物治疗的选择

体积较小的 CST 往往不会引起任何不适的症状,随着肿物逐渐增大,有的 CST 可能引起不适症状或有恶变倾向,需要进一步治疗。CST 的内镜下切除治疗与外科手术相比有一定的优势,但首要原则是确定没有淋巴结转移或远处转移,因此术前评估病变的类型及转移风险尤为重要。观察 CST 与体位、气量的关系有助于与腔外肿块的鉴别,CST 的大小形态、位置、色泽和有无搏动性等特点均有助于疾病的诊断,病理活检、超声肠镜和 CT 等影像学检测也有助于 CST 的术前评估。

内镜下微创治疗包括:内镜圈套切除术、内镜黏膜下肿物挖除术、隧道法内镜黏膜下肿物切除术、内镜下全层切除术。内镜圈套切除术又名内镜黏膜下切除术,一般适用于较为表浅、突向腔内生长、直径较小,通过圈套器能够一次性完整切除的黏膜下肿物。这种手术方法简单快速，被推荐用于治疗浅表小的 CST。内镜黏膜下肿物挖除术是内镜黏膜下剥离术的发展和延伸，主要适用于固有肌层来源、未累及浆膜层、突向腔内生长的黏膜下肿物，是 CST 在临床上首选的治疗方案。隧道法内镜黏膜下肿物切除术主要适用于固有肌层来源、直径<5.0 厘米的食管及胃黏膜下肿物，在结直肠中的应用较少，是由于肠道存在壁薄、位置不固定和柔软多变等因素，使得黏膜下隧道难以建立，而直肠黏膜下肿物用隧道法的气体相关并发症，如腹膜后气肿或皮下气肿很难通过穿刺进行减压。内镜下全层切除术一般适用于固有肌层来源、累及浆膜层或凸向腔外生长的胃、十二指肠、结直肠的黏膜下肿物。

如果肿块很大内镜无法完整切除或切除后创面缝合困难，建议直接外科手术取出；术前的检查考虑为恶性肿瘤，并且已经发生周围淋巴结或者远处转移，也建议外科手术切除。

（朱泱蓓 朱 亮）

第九章　消化系统肿瘤综合防治

消化系统肿瘤的检查手段多样，包括内镜检查、影像学检查以及血液检查等。内镜检查，如胃镜和肠镜，是消化道肿瘤诊断的金标准。通过内镜，医生可以直观观察消化道黏膜的微小病变，并获取组织标本行病理检查，从而明确肿瘤的性质和类型。

影像学检查在消化系统肿瘤的诊断中也发挥着重要作用。常用的影像学检查方法包括 CT、MRI、B 超和消化道造影等。这些检查可以显示器官的形态结构，观察肿瘤的大小、位置和与周围组织的关系，为医生制定治疗方案提供重要参考。

（姚礼庆　张　杰）

168. 为什么不建议胆结石患者吃药排石（视频 33）

如果胆囊结石引起轻微的临床症状，没有发生胆囊颈部结石的嵌顿，患者可以服用一些消炎利胆的药物，进行观察。如果结石进入胆总管，就有可能堵塞胆管，尤其是造成胰管内的压力增高，引起胆源性胰腺炎，这是胆囊结石区别于泌尿系统结石的一点。

胆囊的结石是不是可以排石？胆囊的排石，先要经胆囊管排出去,进入胆总管,而最大的风险就是进入胆管以后引起相关的并发症,比如说引起梗阻性黄疸、重症胆管炎。我们胆道外科有一个非常严重的疾病,称为急性梗阻性化脓性胆管炎。如果在出现梗阻性黄疸的时候,出现了急性化脓性的感染,这样的患者即使身体再强壮,往往在短时间之内也会出现休克,若不积极治疗,很快可能出现生命危险甚至死亡。

对于胆道结石的排石,还有一关。在胆管跟十二指肠之间有一道阀门,称为奥迪括约肌。这个阀门的功能是非常重要的,它控制十二指肠液不能够逆流进入胆管,所以在一些胆管结石的治疗中,要充分重视奥迪括约肌功能的保护。如果随意去切开奥迪括约肌,尤其是切的开口比较大,气体就会进入胆道系统,十二指肠液包括甚至肠内食物也可以进入胆道系统,引起胆管的慢性炎症等,所以这道阀门非常重要。

这套阀门是完整的,它在排石的过程中间容易造成胆道压力增高,也可能引起胰腺胰管的压力增高,引起胰液的逆流而引起胆源性胰腺炎。轻症胆源性胰腺炎经过药物治疗能够恢复,而重症的胆源性胰腺炎就有致命危险。所以,我们对有发生过胆源性胰腺炎病史的胆囊结石的患者,强烈建议尽早地进行手术切除胆囊。

视频33

（刘厚宝　王吉文）

169. 泥沙样胆结石就无关紧要吗

泥沙样胆结石并不是因为"结石小"就无关紧要。单从大小上来说,有时候太小的结石反而容易经过胆囊颈管进入胆总管内,引起胆源性胰腺炎、胆管炎及黄疸等。每年在我国一些大型医院的急诊,都会碰到一些因胆囊结石没有及时手术而诱发的重症、胆管炎和胰腺炎,甚至有些患者因此而失去自己的生命。

所以,泥沙样胆囊结石患者,如果出现腹痛等一些临床症状,尤其是一些胆源性胰腺炎合并胆囊炎患者,应及早地进行手术切除。

（刘厚宝　孟庆祥）

170. 腹膜假黏液瘤是不是瘤（视频 34）

腹膜假黏液瘤（PMP）是瘤,之所以带有一个"假"字,因为它本质上是一种腹膜继发性肿瘤,是由肿瘤细胞种植于腹膜并形成腹腔内大量胶冻状黏液物,后者在腹腔内集聚、再分布。

PMP 在腹腔内分布广泛,术中难以彻底清除,并且肿瘤细胞具有无限生长的特点,极易复发;主要表现为黏液性腹水、持续性腹胀、进行性肠梗阻、腹膜种植、腹腔脏器粘连等,导致进行性消瘦和腹部膨隆,生活质量较差。早期非常容易和肝硬化腹水、腹腔感染性腹水相混淆。

PMP 主要来自破裂的阑尾黏液性肿瘤或黏液囊肿,少数来自卵巢、消化道等腹腔内器官的原发性黏液性肿瘤。黏液性肿瘤或囊肿破裂后,大量黏液样物质黏附于腹腔各处,形成种植转移。因此,对于术前影像学检查提示的阑尾黏液囊肿等描述一定不能掉以轻心,要到正规医院力争一次性完整切除,避免肿瘤破裂而演变为 PMP,从手术根源上做到第一步的确实预防,否则小小的阑尾病变亦会演变成致命问题。

术前影像学检查提示 PMP 的典型征象包括如下几点:

（1）病变范围极广,可上至膈顶,下达盆底腹膜,充满整个腹腔的液性暗区，几乎无移动性。

（2）"见缝就钻"的特点，液性暗区可包绕在肝、脾、子宫等周边呈锯齿样或扇贝样。

（3）内部回声不均，可见多数分隔光带呈多房样、网隔状，隔上有时见乳头状回声。

腹腔穿刺的胶冻样物有其特征性，病理学可明确诊断。

术前明确诊断，有利于外科医生手术方案的制定及术前做好充分的准备。

（陆维祺　童汉兴）

171. 如何重视消化道软组织肿瘤（视频 35）

软组织肿瘤是指起源于除骨骼、淋巴造血组织和神经胶质以外的所有非上皮组织的肿瘤。在消化道中，常见的有胃肠道间质瘤、平滑肌瘤、神经鞘膜瘤、脂肪源肿瘤等，虽然其发病率较消化道上皮性肿瘤低，但是近年随着内镜诊疗技术的提高，越来越引起重视。

消化道软组织肿瘤起源于消化道的管壁。内镜下表现为黏膜下肿物。早期症状可能较为隐匿，但仍有一些蛛丝马迹可寻。如出现反酸、胃灼热、空腹或饭后疼痛、黑便、上消化道出血等症状，严重者会出现梗阻、穿孔等并发症，应引起高度警惕，及时就医检查。胃肠镜和CT/MRI检查等手段在该类肿瘤的诊断中具有重要作用。位于食管、胃、十二指肠和结直肠的大多数软组织肿瘤可在内镜下明确诊断，甚至手术切除。

消化道软组织肿瘤中最常见的是胃肠道间质瘤（GIST）。

GIST 可发生于消化道的任何部位,均有恶性倾向,且 $10\%\sim$ 30% 为恶性肿瘤。目前,GIST 的确诊主要依靠病理检查,术前活检方法包括白光内镜活检、空芯针穿刺活检等。近年来,随着内镜超声引导下细针抽吸术(EUS - FNA)的广泛开展,其已成为局限性 GIST 活检的首选方法。

对于直径>2 厘米的 GIST,通常推荐手术切除;直径<2 厘米的 GIST,如果缺乏高危恶变风险的表现,推荐积极的随访。近年来,内镜下治疗已逐渐用于黏膜下肿瘤的切除治疗,其治疗起源于消化道固有肌层肿瘤的完全切除率达 $92.4\%\sim100\%$。

前,多项研究表明,内镜下治疗 GIST 的疗效与外科手术相当,且具有创伤小、恢复快、对器官功能影响小等优点。

(陆维祺 童汉兴)

172. 哪些疾病会产生大量腹水(视频 36)

腹水是指腹腔内液体的病理性积聚,随着积液量的增加,可表现为腹胀、恶心、呕吐、胃灼热和呼吸困难。腹水的常见病因如下:

(1)肝脏及门静脉系统疾病:

1)肝硬化性腹水:病毒性肝炎、酒精性肝病、非酒精性脂肪性肝病、自身免疫性肝病等均可进展为肝硬化,形成腹水的原因有门静脉高压、低白蛋白血症、淋巴回流受阻等。

2)非肝硬化性腹水:其他病因也可导致门静脉高压引发腹水,常见的有门静脉系统血栓形成、血吸虫病、先天性肝纤维化和特发性门静脉高压症等。

（2）恶性肿瘤：各种恶性肿瘤引起的恶性腹水（MA）是第二大常见的腹水原因。常见于卵巢癌、结肠癌、直肠癌、胰腺癌、子宫癌、原发性腹膜癌，以及淋巴瘤、肺癌和乳腺癌等腹部外肿瘤。原发性肿瘤表达的血管内皮生长因子（VEGF）可促进肿瘤新生血管形成和毛细血管通透性增加，进而促进腹水积累。此外，腹腔内的肿瘤细胞也可能直接阻断淋巴通道，导致腹腔内液体聚集。

（3）心血管系统疾病：充血性心力衰竭、心包炎、肝静脉以上的下腔静脉梗阻等心血管系统疾病，可导致静脉回流受阻，使腔静脉压力升高，肝脏淤血，门静脉回流受阻，促使腹水产生。

（4）肾脏疾病：肾小球肾炎、肾小管病变、晚期肾衰竭等肾脏疾病，尿蛋白增加，血清蛋白丢失严重，导致水肿，腹水是全身性水肿的一部分。

（5）胆管和胰腺炎症：外伤、急性和慢性胰腺炎可致腹水。

（6）感染：细菌性、结核性、寄生虫性感染可能引起腹水。其中，90%的结核性腹膜炎可发生腹水，丝虫病和蛔虫病可致腹水，丝虫病可致乳糜样腹水；衣原体通过性传播感染，导致盆腔感染和腹水的形成。

此外，低白蛋白血症、系统性红斑狼疮等也可能导致腹水，应结合病因具体分析。

视频36

（陆维祺　童汉兴）

173. 为什么确诊直肠癌后要做磁共振检查
（视频 37）

近年来直肠癌的患者在增多，直肠癌最主要的症状是有大便便血或者便秘，通过肠镜检查发现了肿瘤，医生会推荐您去做一个盆腔直肠的磁共振检查,为什么呢?

现在对直肠癌的治疗理念发生了变化,当结肠镜发现直肠癌,要进行肿瘤的分析,如果肿瘤已经侵犯了直肠的浆膜层,或者有局部的淋巴结转移,这个时候不宜马上手术,而要进行新辅助治疗。

新辅助治疗通过缩小肿瘤体积,降低肿瘤分期,然后再进行手术,以提高患者术后的生存率,减少肿瘤的转移或复发概率,这一点是非常重要的。

当患者被确定或经肠镜检查明确是直肠癌,一定要去做一个直肠的磁共振检查,主要是进行肿瘤的分期,从而指导下一步的治疗,是新辅助治疗后手术还是直接手术。

有些患者经新辅助治疗后就不需要手术了,因为肿瘤消失了。这种情况只要定期做磁共振的检查就可以了。

(刘立恒　曾蒙苏)

174. 为什么要做基因检测

(1) 精准诊断和分型:通过基因检查,可以识别驱动基因突变,以此将患者分为不同的分子亚型,更精确地诊断疾病类型和分期,从而选择针对性的靶向治疗。如对于微卫星高度不稳定(MSI - H)或错配修复(MMR)基因缺陷的转移性结直肠癌患者,建议使用帕博利珠单抗;对于微卫星稳定型(MSS)或错配修复功能完整(pMMR)左侧 RAS 野生型转移性结直肠癌患者,推荐化疗和抗表皮生长因子受体治疗;对于 MSS 或 pMMR 右侧 RAS 野生型转移性结直肠癌患者,建议进行化疗和抗血管生成治疗。

（2）个体化用药：基因检查可以预测患者对某些药物的敏感性和耐受性，指导药物的选择和剂量调整。如 *EGFR* 基因检测可以预测非小细胞肺癌患者对表皮生长因子受体酪氨酸激酶（EGFR－TK）抑制剂的反应；含有靶向 *HER2* 基因突变治疗的方案治疗人表皮生长因子受体－2（HER2）阳性晚期胃或食管胃交界部癌患者，能够比单纯化疗明显改善患者的总生存时间；在非小细胞肺癌中，*EGFR* 基因突变占 50.3％，这些患者可以用相应的靶向药物，如埃克替尼、奥昔替尼和吉非替尼进行治疗。与传统的放、化疗相比，具有有效率高、疗效显著、副作用小的优点。

（3）预测预后和风险：某些基因标志物可以预测疾病的预后和复发风险，指导治疗强度的选择。比如，有研究显示 HER2 阳性早期患者 5 年复发转移风险是 HER2 阴性患者的 5 倍以上。

（薛增福 徐钰涵）

175. 基因检查结果将如何提高治疗效果

肿瘤基因检测是一种通过组织、血液、其他体液或细胞检测肿瘤患者 DNA 的技术。通过特定的检测设备检测被检测者细胞中的 DNA 分子信息，并对其中包含的各种基因突变进行分析，从而帮助医生有针对性地为每个患者量身定做一套最合适的治疗方案，最大限度地提高治疗效率，减少药物的副作用，避免因用药不当而延误治疗时机。

首先，基因检测可以识别出肿瘤中的特定突变，从而选择最有效的靶向治疗药物。例如，某些肺癌患者体内存在 *EGFR* 基因突变，通过检测这种突变，医生可以选择相应的 EGFR 抑制剂进行治疗,提高治疗效果。其次,基因检测还可以预测肿瘤对化疗药物的反应。一些基因变异可能使癌细胞对某些化疗药物耐药,通过检测这些变异,医生可以避免使用无效的药物,选择更合适的治疗方案,减少不必要的副作用。此外,基因检测还能够监测肿瘤的演变和进展。通过对肿瘤组织或循环肿瘤 DNA 的定期检测,医生可以及时发现肿瘤的新突变和治疗耐药性,从而调整治疗策略,延缓或阻止肿瘤的进展。

总之,基因检测为肿瘤治疗提供了重要的分子信息,使得治疗更加精准和个性化,从而显著提高了治疗效果和患者的生存率。这一技术的应用,不仅标志着肿瘤治疗进入了个性化医疗新时代,也为广大患者带来了更多的希望。

（薛增福　王萌蕾）

176. 咽喉部黏膜早期肿瘤可以用内镜黏膜下剥离术治疗吗（视频 38）

咽喉部是消化系统的一部分,也是呼吸系统的移行区。咽喉部黏膜早期肿瘤主要指发生于口咽及下咽(喉咽)的浅表癌。口咽及下咽部癌可分为鳞状细胞癌、基底细胞癌等,其中鳞状上皮细胞癌最为常见,和吸烟、酗酒有密切的联系,因此有相关高危发病因素的食管鳞癌患者,发生异时性咽部黏膜肿瘤的风险也相应增高。

由于传统开放外科手术创伤较大,影响患者生理功能如吞咽与发声,内镜下治疗逐渐得到临床医生的重视。硬镜下治疗咽喉部黏膜早期肿瘤从 21 世纪初开始发展,最有代表性的是经口可视喉镜手术。但由于硬镜治疗在食管入口处等狭窄部位的操作等情况具有一定的局限性，随着软式内镜治疗技术的普及和成熟，内镜下切除手术逐渐被应用于咽部浅表癌的治疗。

最初，日本武藤（Muto）等在 2004 年提出了使用内镜黏膜切除术（EMR）治疗早期浅表癌。随后，日本清水（Shimizu）等在 2006 年报道了内镜黏膜下剥离术（ESD）治疗案例，从此 ESD 逐渐成为治疗咽喉部黏膜早期肿瘤的主要内镜手术。

术前进行充分评估患者病情和病变情况十分重要，对于降低不良事件发生率有决定性的作用。首先要满足：①病理学证实的高级别上皮内瘤变或鳞状细胞癌；②内镜诊断下病变限于黏膜层和黏膜下层，但未到达肌层；③病灶之外无明显浸润性隆起或溃疡形成；④影像学证实的无明显淋巴结或远处器官转移。除此之外，还要详细询问患者病史，是否有咽部肿瘤的放疗史、头颈癌放疗史，是否有 ESD 术后发生的不良事件，如喉头水肿、术后出血、食管气管瘘、脓肿等危险因素。ESD 治疗咽部早期肿瘤的禁忌证包括：①双侧梨状窝病变；②范围广、术后易引起水肿及狭窄的病变；③咽部有另一进展期恶性肿瘤。

ESD 过程中，除了常规的染色、标记、黏膜下注射、黏膜切开、剥离病变这些步骤，还有几点非常重要：①所有咽部 ESD 必须在气管插管的状态下进行，防止染色时碘液倒流误吸；②黏膜下注射的液体量不宜过多，防止出现咽喉部水肿影响呼吸功能，一般应控制在 20 毫升左右；③由于咽部缺乏黏膜肌层且黏膜较为薄弱，使用外部牵引法时应轻柔，防止病灶撕裂和术中出血。

ESD 治疗咽喉部黏膜早期肿瘤的并发症主要有出血、喉部水肿、穿孔，远期并发症包括喉部狭窄。由于咽喉部出血易使患者发生呛咳，甚至误吸导致吸入性肺炎，因此需高度重视。喉部水肿可能和黏膜下注射过量液体（＞20 毫升）、局部出血等因素有关。咽部穿孔是比较少见的并发症，处理较为棘手，有时甚至会进一步形成瘘,因此术中要十分小心、精细操作。狭窄是咽部浅表癌 ESD 后的远期并发症,发生率很低。术前应充分评估病情,避免同时切除梨状窝双侧病变,或累及口咽或食管入口的病变,可以降低发生狭窄的风险。

ESD 治疗咽部浅表癌的短期和长期疗效确切。一项日本的前瞻性研究表明,ESD 治疗咽喉部黏膜肿瘤的整块切除率与 R0 切除率分别为 100% 与 79.5%。一项荟萃分析显示,ESD 治疗咽喉部黏膜早期肿瘤的整块切除率为 94%(87%~97%),R0 切除率为 72%(62%~80%);局部复发比例为 1.9%(0.9%~4%),随访期间淋巴结转移率为 4%(2%~7%)。

术后病理评估,除了评估肿瘤大小、切缘情况、组织学分型,还要评估淋巴结转移风险,如肿瘤侵犯深度、脉管淋巴浸润情况。由于咽部缺乏黏膜肌层,因此对肿瘤黏膜下浸润的诊断比较困难,目前公认标准是在上皮下区域发现至少一处癌巢。大量的随访研究表明,肿瘤厚度≥1 000 微米、镜下发现脉管浸润、高级别肿瘤出芽等与淋巴结转移有关。然而,最新的数据表明,对于淋巴结转移风险的高危患者,追加化疗(2 个疗程 5-氟尿嘧啶和顺铂治疗)对预防颈部淋巴结转移无明显作用。目前针对淋巴结转移患者治疗情况的研究比较有限,常规采用的方式是如果在随访中发现淋巴结复发,则进行治疗性颈部淋巴结清扫术。

总之,随着内镜治疗技术经验和临床证据的积累,相信 ESD 能够成为治疗咽喉部早期肿瘤的重要手段之一,给患者带来更少的创伤、更好的预后,以及更高的生活质量。

视频 38

(徐美东　陈　涛)

177. 如何做好内镜消毒管理工作(视频 39)

重复使用的内镜清洗消毒必须按照中华人民共和国卫生行业标准 WS507—2016《软式内镜清洗消毒技术规范》的管理要求,包含医疗机构与内镜诊疗中心(室)的管理要求,对布局及设施、设备的要求。

医院里的内镜数量有限,而检查人数众多,这就要求对前一个应用后的内镜进行严格消毒处理。进行内镜清洗消毒人员需经培训考核合格后方可进入内镜复用处理区域。具体的内镜消毒管理工作如下:

(1)检查后的内镜必须在使用点(诊疗室或者床边)进行预处理,避免残留的组织碎屑干燥和凝固,造成清除困难;残留的组织碎屑还会降低清洗消毒灭菌的功效。同时,检查内镜的外表面是否有异样,并即刻密转运到内镜清洗消毒室。

(2)测漏:内镜到达内镜清洗区后应尽快进行测漏。通过泄漏测试可以发现内镜管道内外的损坏。

(3)清洗:水枪对内镜所有管道进行冲洗后用专用清洗刷刷洗至毛刷头端未见污物,将内镜完全浸没在清洗液液面下重复用清洗刷刷洗后连接全管道灌流器,使用动力泵将各个管道内充满清洗液,浸泡时间应遵循产品说明书。

内镜上使用过的按钮和阀门也要刷洗,适合超声清洗的按钮和阀门应遵循生产厂家的使用说明书进行超声清洗。清洗液一用一换;内镜清洗刷清洗干净,高水平消毒后备用。

(4)漂洗:清洗后的内镜连同全管道灌流器移到漂洗槽内,使用动力泵或压力水枪充分冲洗各管道至无清洗液残留;内镜表面用流动水冲洗;使用动力泵或压力气枪向各管道充气除去管道内的水分;用擦拭布擦干内镜外表面。按钮和阀门等分别在流动水冲洗后用擦拭布擦干灭菌处理。擦拭布一用一换。

(5) 内镜清洗质量监测:采用目测方法对内镜及附件进行检查;也可采用蛋白质残留测定、ATP 生物荧光测定等方法。

(6) 消毒液浓度监测:消毒前监测使用中的消毒液浓度。

(7) 消毒(灭菌):将内镜连同全管道灌流器移到内镜清洗消毒机(或消毒槽内并完全浸没于清洗液中,使用动力泵将各个管道充满消毒液),消毒方式和时间应遵循产品说明书。更换手套,用无菌擦拭布擦干内镜外表面。使用灭菌设备对软式内镜灭菌时,应遵循设备使用说明书。

(8) 从消毒槽内取出的内镜还需终末漂洗:将内镜连同全管道灌流器移到终末漂洗槽内,使用动力泵或压力水枪,用纯化水或无菌水冲洗内镜各个管道直至无消毒液残留;取下全管道灌流器。

(9) 干燥:将内镜置于铺设无菌巾的专用干燥台上。使用 75%~95% 乙醇灌注各个管道;使用压力气枪将洁净压缩空气向各个管道充气至完全干燥;用无菌擦拭布、压力气枪干燥内镜外表面;安装灭菌后的按钮和阀门备用。

(10) 消毒液染菌量监测:每季度监测使用中消毒液的染菌量。

(11) 内镜消毒质量监测:每季度对内镜消毒质量的监测。

(12) 内镜清洗消毒机监测:新安装或维修后,应对清洗消毒后的内镜进行生物学监测,监测合格后方可使用;内镜清洗消毒机的其他监测应遵循国家有关规定。

(13) 医务人员手消毒效果监测:每季度会对医务人员手消毒效果进行手卫生监测和环境质量监测(诊疗室、清洗消毒室、内镜储存室的环境）。

（14）质量控制过程的记录与追溯要求：每条内镜的使用及清洗消毒情况（包括诊疗日期，检查者与内镜唯一编号、清洗消毒的起止时间）及清洗消毒人员等。

（王　萍　赵　慧）

178. 胶囊内镜是怎么回事（视频 40）

胶囊内镜的原理是患者通过口服设置有摄像及无线传输装置的智能胶囊，通过消化道的蠕动，胶囊在消化道内移动并拍摄图像，将信息通过无线方式传输到体外便携的图像记录仪内；医生将该图像记录仪内容导入并存储于影像工作站内，通过仔细观察录像了解患者消化道的情况。

随着胶囊内镜的开展，可提高疾病的早期诊断率，尽早给予手术治疗。胶囊内镜是非侵袭性的检查，为肠道检查的首选方法。胶囊内镜在临床上有很大的应用价值，简介如下。

（1）小肠胶囊内镜：由于人体的小肠长而复杂，其上部十二指肠连接幽门，然后小肠在腹腔中下部盘曲，其下部回肠与结肠的盲肠连接。因胃镜与结肠镜无法深入小肠深处，而胶囊内镜在小肠内移动，可将数万张摄录的图片传输到体外的接收记录仪中；后将记录仪中的图像连接到电脑上，还原这数万张照片，找出其中病灶，并作出诊断。

小肠胶囊内镜的一侧配有特制的微型摄像镜头与光源，有特殊的无线传输系统，有专用的信号接收装置。

小肠胶囊内镜长 26 毫米，直径为 11 毫米，由微小的光学透

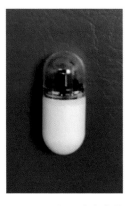

图9-1 小肠胶囊内镜

镜、感光芯片、光源、电池及无线发射器组成,外包以密封的生物兼容性塑壳(图9-1)。胶囊被吞服后,随着胃肠的蠕动,由上而下地移动,持续摄像,将图像传输到体外的数据接收储存器。一般检查7小时以上,大多数可完成小肠的检查。之后,可将储存器内的照片传输到电脑工作站内,以便进一步的观察及诊断。

使用胶囊内镜十分方便,如服药物胶囊一样,用少量水口服送下,胶囊内镜进入消化道后,自动以每秒2~4张的速度拍照。胶囊内镜借助消化道自身的蠕动动力在肠道内前进,对肠道内的情况进行摄像,图像实时传送至记录仪中,最后该胶囊随大便排出体外,完成检查。

(2)结肠胶囊内镜:结肠胶囊内镜设计为双侧镜头,而小肠胶囊内镜为单侧镜头。结肠胶囊内镜视野角度增大,帧速率加快,且数据录像系统进行了优化,便于胶囊内镜在肠道内的活动,取得更好的检出率。结肠胶囊内镜检查对于肠道清洁要求高,若肠道准备不充分,肠道粪便残留可影响胶囊内镜的显像效果。结肠胶囊内镜目前检查费用较高,发现病灶后不能取病理。

(3)磁控胶囊内镜:由胶囊控制系统,通过磁控技术实现对胶囊在胃里不同方向运动的控制,可前后、左右、上下、垂直、水平旋转,对胃腔进行完整、系统的检查,可对病灶定位,并反复观察。

磁控胶囊内镜从不同位置、不同角度、不同方向来拍摄胃内情况,实现主动控制、精确拍摄的效果。磁控胶囊内镜系统主要

进行胃部疾病的检查诊断,其通过幽门后,也可对小肠进行检查
(图9-2)。

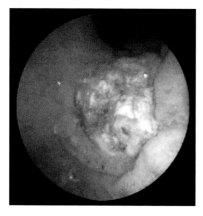

图9-2　磁控胶囊内镜拍摄的胃癌图片

胶囊内镜检查,无胃镜插管的不适感。随着
磁控胶囊内镜的应用,在检查中,可发现小肠肿瘤
及小肠病变情况,指导进一步的诊疗。

（张　杰　陈进忠）

179. 什么是小肠镜（视频 41）

小肠是人体内部较为深在、冗长的空腔脏器,盘曲在腹腔
内,很长一段时间被视为直视检查的盲区。小肠镜的出现,为医
生提供了一种直接观察小肠内部情况的有效手段。

小肠内镜检查通常有两种形式:小肠镜和胶囊内镜。小肠
镜比普通的胃肠镜更长,需要通过口腔或从肛门插入,医生可以
操控它在小肠内前进,以观察肠道的内部情况,发现病变可以进

行活检并取得病理组织。但是由于小肠结构的特殊性,小肠镜检查比较困难,耗时较长,甚至几个小时,不是常规的检查手段。胶囊内镜则是一种小型的、可吞咽的设备,内置摄像头和灯光,能够拍摄肠道内部的图像,并无线传输到外部的记录器;在没有肠道狭窄的情况下,可完成全小肠检查,但是无法操控它并且不能活检。

当前最常用的是气囊小肠镜,也称气囊辅助小肠镜,包括单气囊和双气囊小肠镜,用于检查和诊断小肠疾病。它由一根细长的内镜和外套管组成,外套管上带一个可以控制充气和放气的球囊,镜身前端带球囊的是双气囊小肠镜,不带球囊的是单气囊小肠镜。结合气囊辅助和推进机制,通过球囊交替充气和放气,医生能够借助外套管将内镜逐渐推进到小肠深处,从而观察小肠的内部情况。检查时,先由医生结合病史和小肠 CT 等其他检查结果初步判断病变的部位,决定使用经口腔进镜还是经肛门进镜。经口进镜时,镜身可像胃镜那样经过食管、胃、十二指肠,再利用长度优势借助外套管检查至空肠,抵达回肠中上段,部分可以到达回盲瓣,实现"贯通";经肛进镜可经结肠、回肠,部分可到达空肠末端;如采用经口和经肛对接的方式进镜,则能完成全小肠全面、彻底、无盲区的检查。

随着科技的发展,出现了螺旋式小肠镜,由一个可旋转的带螺纹的外套管和小肠镜构成,使用螺旋推进技术对小肠进行检查,大大提高了检查的速度。

单气囊小肠镜、双气囊小肠镜和螺旋小肠镜等被统称为器械辅助式小肠镜。现在,越来越多的内镜手术可以在小肠内开展,标志着内镜微创技术开始迈进最后一个消化道盲区。

视频41

随着医疗技术的不断发展，期待小肠镜在未来能够为患者提供更加安全、舒适和准确的诊疗体验。

（马丽黎）

180. 消化内镜有哪些

消化内镜由内镜、电视信息处理系统及电视监视器 3 个主要部分组成。另配一些辅助装置，如吸引器、计算机处理系统等（图 9-3）。消化内镜是用于观察和检查消化道病情的医疗设备，通常包括以下几种。

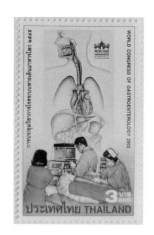

（1）胃镜：用于观察食管、胃和十二指肠内部，它通过口腔插入患者体内，可以观察这些器官的内部情况，并进行活检、切除息肉等治疗操作。胃镜由柔软的管子组成，管子的一端装有摄像头和光源，另一端则连接到显

图 9-3　消化道内镜诊疗

示屏上，医生可以通过显示屏观察消化道内部的情况。医生通过操作系统依次检查食管、胃和十二指肠。对于发现的病灶，及时取病理或予相应的治疗。在检查过程中，医生还可以注入空气或液体来扩张消化道，以便更好地观察。

胃镜是一项安全有效的检查和治疗方法，但也存在一定的风险。因此，在接受胃镜检查前，患者应与医生充分沟通，了解检查的目的、过程和可能的风险。

胃镜检查中如果发现异常，医生可以通过内镜及相应的治疗器具进行进一步诊疗：①切除息肉；②止血；③内镜黏膜下剥离术（ESD）；④内镜黏膜切除术（EMR）；⑤扩张术，支架置入术；⑥异物取出术等。

胃镜治疗在患者空腹，并在麻醉或镇静状态下进行；术后可能会出现一些不适症状，如喉咙疼痛、恶心、呕吐等，但这些症状通常会在几天内自行消失。

（2）结肠镜：结肠镜是一种医疗设备，用于检查结肠和直肠的内部情况。它通过肛门插入体内，依次观察结直肠的内部情况，并进行活检、切除息肉等治疗操作。结肠镜常用于筛查结直肠癌。

结肠镜通常由一根柔软的管子组成，管子的一端装有摄像头和光源，另一端则连接到显示屏上，医生可以通过显示屏观察结直肠内部情况。在检查过程中，医生还可以注入空气或液体来扩张肠道，以便更好地观察。结肠镜检查要求患者清空肠道，并在麻醉或镇静状态下进行。

结肠镜是一项安全有效的检查和治疗方法，但也存在一定的风险，如出血、穿孔等并发症。因此，在接受结肠镜检查前，患者应与医生充分沟通，了解检查的目的、过程和可能的风险。

结肠镜诊疗是通过内镜技术对结直肠疾病进行诊断和治疗的方法。它可以对多种结肠疾病诊疗，如结肠癌、息肉、炎症性肠病等。结肠镜检查中如果发现异常，医生可以通过内镜及相应的治疗器具开展进一步诊疗：①切除息肉；②止血；③内镜黏膜下剥离术（ESD）；④内镜黏膜切除术（EMR）；⑤扩张术、支架置入术等。

（3）超声内镜（EUS）：是一种结合了内镜和超声技术的消化道检查方法，通过内镜前端的微型高频超声探头，可直接观察消化道黏膜病变，在内镜检查的同时，对消化道管壁及其周围的结构进行超声扫描,以获得更为详细的图像信息,从而开展超声内镜下相关治疗。

1) 超声内镜可对食管癌、胃癌、结直肠癌等进行分期,评估是否给患者手术以指导制定治疗方案。

超声内镜可以确定黏膜下肿瘤是管壁本身病变、器官压迫还是管壁外病变,可判断病变的起源、性质及范围。

2) 超声内镜在诊断胆、胰疾病方面具有高敏感性,可紧贴病变部位,发现小病变。它可了解胆总管、壶腹部小占位病变性质、肿瘤浸润深度、病变与周围脏器的关系等。

超声内镜可对病灶部位进行细针穿刺活检,送病理检查明确诊断,为进一步手术及化疗提供依据。超声内镜可提供内镜和超声两种图像信息,提高诊疗水平。

(4) 小肠镜:对小肠的内部检查及治疗,因小肠冗长且弯曲特殊,该操作耗时长,较为复杂(见 179 问)。

(5) 胶囊内镜:患者吞下带有微型摄像头的胶囊,对消化道内部情况进行摄录(见 178 问)。

(6) 十二指肠镜:是一种用于检查和治疗十二指肠以及胆胰系统疾病的内镜。适应证包括十二指肠乳头疾病、胰胆管结石、胰胆管狭窄及胰胆管肿瘤等疾病。十二指肠镜是一种侧视镜,摄像头在内镜侧面,比电子胃镜长。它能够直接观察十二指肠内部的黏膜情况,查看是否存在炎症、溃疡、息肉、肿瘤等病变,可观察十二指肠乳头、胆、胰管开口。在胆、胰疾病的诊断和治疗方面,十二指肠镜发挥着不可替代的作用,如逆行胰胆管造影(ERCP)。

十二指肠镜可以用于胆道梗阻引起的黄疸、原因不明的胰腺炎、胆结石、胰腺囊肿、硬化性胆囊炎等疾病的诊断。可进行胰管或胆管的组织活检、胆胰造影术,可开展十二指肠乳头括约肌切开术,进行胆胰管结石碎石取石术、胆胰管狭窄扩张术,以及胆胰管支架置入引流术等治疗。

　　十二指肠镜是消化内科领域中一个非常重要的诊断和治疗工具,在处理胆道和胰腺相关疾病时发挥着关键作用。

　　上述这些内镜设备在消化系统疾病的诊断和治疗中已发挥着重要作用。目前,有一些新的内镜诊疗设备及器具已在试用中。未来的内镜技术将继续朝着更高分辨率、多功能、微型化、智能化方向发展。随着科技的进一步发展,内镜将为临床诊断和治疗提供更精准、更高效的支持。

(姚礼庆　张　杰)

第十章　消化系统肿瘤病理检查

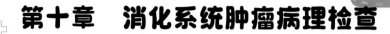

180. 如何看病理报告（视频 42）

一份完整的病理报告主要包含以下几方面内容：

（1）患者的基本信息：如姓名、性别、年龄、病理号、门诊号、住院号等。

（2）大体描述：主要注明了标本的来源、具体部位、标本类型（活检穿刺标本、内镜手术标本、腔镜手术标本、外科手术切除标本等），描述病变的大小、形状、颜色、形态、质地、与切缘距离等信息。

（3）组织学诊断：是整个病理报告中最重要的部分，包括病变类型（如先天异常、炎症、增生、萎缩、化生、肿瘤等）、性质（如良性、交界性、恶性等）、组织学类型（如腺癌、鳞状细胞癌、神经内分泌肿瘤、淋巴瘤、骨和软组织肿瘤等）、肿瘤分级。手术切除获取标本还包含肿瘤侵犯的范围，淋巴结是否发生转移，有无脉管瘤栓、神经侵犯等。

（4）免疫组织化学检测结果：很多疾病需要免疫组织化学指标协助鉴别组织起源、增殖活性、预后状况，药物靶标，如 ER、PR、HER‑2、ALK‑1、Claudin18.2、PD1、PD‑L1 等的表达尤为受到关注。

(5) 分子分型：同样是构成病理诊断报告中的一部分，而且随着分子靶向治疗的进展，分子分型越来越重要。分子分型相关的指标越来越多，从检测数种分子，增加到 10 余种、数十种，甚至数百种分子，如 EGFR、K‑ras、N‑ras、B‑raf、PIK3CA、KIT、PDGFRA 等，旨在辅助肿瘤诊断、鉴别诊断，以及预后和治疗相关的分子靶点，为临床个性化治疗和精准治疗提供依据，通常附在后续报告中(图 10‑1、图 10‑2)。

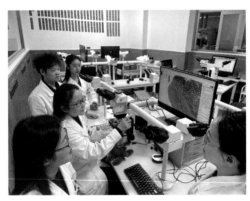

图 10‑1　病理讨论
传统显微镜下的病变形态通过连接的显示屏进行诊断。

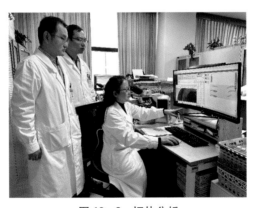

图 10‑2　切片分析
切片经过全自动扫描仪后，将图片存储，可以与临床信息、内镜图像、切片上的形态同时显示，实现数字病理诊断，精细化测量病变范围、侵犯深度等指标，助力精准诊断。

下面是一些常见的病理诊断术语：

（1）瘤：某某瘤一般指良性肿瘤，仅少数为恶性，如神经母细胞瘤、髓母细胞瘤、肾母细胞瘤等。

（2）癌和肉瘤：当病理报告诊断为某某癌或某某肉瘤时，即为明确的恶性诊断。癌代表肿瘤来源于上皮组织（如腺癌、鳞状细胞癌、小细胞癌等）；肉瘤代表肿瘤来源于间叶组织（如平滑肌肉瘤、横纹肌肉瘤等）；癌肉瘤指肿瘤具有癌和肉瘤两种成分。

（3）异型增生：多用于描述上皮的病变，属于癌前病变，与肿瘤形成相关的、可能发展为肿瘤的增生被称为异型增生。注意癌前病变不一定都会发展为恶性肿瘤。

（4）原位癌：通常用于描述上皮的病变，指异型增生细胞在形态和生物学特性上与癌细胞相似，常累及上皮的全层，但没有突破基底膜向下浸润。通常无转移风险。

（5）上皮内瘤变：这一概念用于描述上皮从异型增生到原位癌这一连续过程，分为轻度异型增生、中度异型增生、重度异型增生。而上皮内瘤变则按照两级划分，如上皮内瘤变低级别、上皮内瘤变高级别。因此，异型增生与上皮内瘤变在对应上，可理解为轻度异型增生相当于上皮内瘤变低级别，重度异型增生和原位癌相当于上皮内瘤变高级别；中度异型增生一部分归为上皮内瘤变低级别，一部分归为上皮内瘤变高级别。

（6）浸润性癌：原位癌穿透基底膜向下侵袭生长。

视频42

（张欣怡　侯英勇）

182. 鳞癌与腺癌有什么区别

鳞癌与腺癌都是上皮来源恶性肿瘤常见的病理类型(图 10-3、图 10-4),两者的区别主要表现如下:

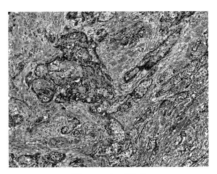

图 10-3 鳞癌

食管鳞状细胞癌,癌细胞呈巢状分布,浸润性生长,间质纤维组织增生。

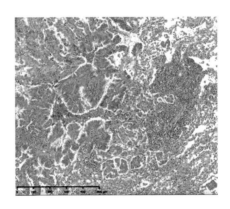

图 10-4 肠腺癌

(1)发生部位不同:鳞癌主要来源于鳞状上皮,常发生于鳞状上皮被覆的组织器官,如皮肤、口腔、唇、食管、子宫颈、阴道等部位;腺癌来源于腺上皮,多发生于胃肠道、肺、肝、胆、胰等部位。

（2）组织形态不同:鳞状细胞癌常呈巢状排列,癌细胞呈多角形、梭形;分化好的鳞癌癌细胞常见细胞间桥和角化珠,分化差者无细胞间桥或角化,核分裂象增多。腺癌癌细胞多排列呈腺管状,腺体大小不一,细胞层次增加,细胞核大、深染、异型、失去极性,可见核分裂象。

（3）临床表现不同:鳞癌多以菜花样为主,病程较长,生长较缓慢,晚期易发生转移,通常先经淋巴道转移,晚期才发生血行转移;腺癌生长较快,病程较短,呈浸润性生长,常与周围正常组织分界不清,大多数早期就会出现转移的情况,易出现淋巴管及血道转移。

（4）治疗方式不同:结合部位、分子靶点、免疫表达的不同,腺癌与鳞癌在治疗上有很大的差异,相关指南在不断更新中。

（孔　辉　卢韶华）

183. 肠化生会癌变吗

肠化生是指正常的胃固有腺体被肠腺样腺体所取代。胃黏膜腺上皮经慢性炎症刺激可发生肠化生,通常在幽门螺杆菌感染、胆汁反流、免疫紊乱、高盐饮食及遗传因素等危险因素长期作用下形成。病理组织学亚型可分为完全型和不完全型,小肠型和大肠型。早期胃癌的研究认为,胃黏膜肠化生与胃癌关系密切。有统计显示胃黏膜肠化生的发生率在 $10\% \sim 23.6\%$,但并非所有肠化生都会癌变,其发生癌变的概率通常低于 5% (图 $10-5$ 、图 $10-6$)。

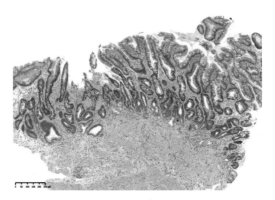

图 10‑5　胃黏膜肠上皮化生
腺体中见多量杯状细胞。

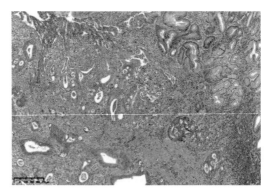

图 10‑6　胃腺癌
肿瘤细胞呈腺管状,分化Ⅱ级,Lauren 分型为肠型,浸润性生长。HE 染色,中倍放大。

（罗荣奎　张　磊）

184. 幽门螺杆菌阳性会转变胃癌吗

幽门螺杆菌（*Helicobacter pylori*，Hp）是胃癌发生的高危风险因子。幽门螺杆菌感染会增加患胃癌的风险,但不一定都会引起胃癌;15%～20%的幽门螺杆菌感染者会发生消化性溃疡,最终发展为胃癌的仅占1%。也有研究表明,接受幽门螺杆菌根除治疗后,可降低30%～50%的胃癌发生风险,因此及时诊断、及时干预治疗,根除幽门螺杆菌,可以大大降低胃癌发生的风险(图10-7、图10-8)。

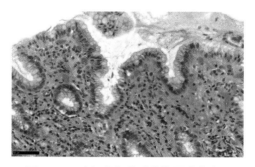

图10-7 幽门螺杆菌感染的胃黏膜病理
胃小凹内见细小短棒状物。HE染色,中倍放大。

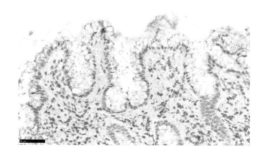

图10-8 幽门螺杆菌感染免疫组化检测
红色显示胃小凹内的幽门螺杆菌。免疫组织化学染色,中倍放大。

(徐 晨 刘亚岚)

185. 胃肠间质瘤都是恶性的吗（视频 43）

　　胃肠间质瘤（GIST）是一种发生于消化道的最常见的间叶源性肿瘤，瘤细胞显示间质卡哈尔（Cajal）细胞分化，可发生于消化道任何部位（图 10 - 9～图 10 - 11）。其中，胃为最好发部位，

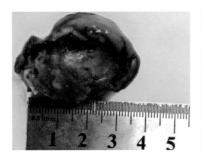

图 10 - 9　胃肠间质瘤内镜切除标本
　　黏膜下可见一肿物，后续形态和免疫组化检测符合胃肠间质瘤。

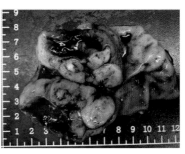

图 10 - 10　胃肠间质瘤外科手术切除标本
　　切面灰白，质地脆，形态和免疫组化检测符合胃肠间质瘤。

图 10 - 11　胃肠间质瘤病理
梭形细胞型，细胞丰富，轻度异型。HE 染色，低倍放大。

占 50％～60％,其次为小肠、十二指肠、结直肠、食管、阑尾等。

胃肠间质瘤在临床上显示不同的生物学行为,涵盖从良性到高度恶性广谱的生物学行为谱系,可以按照一组形态学的指标把它分为良性、交界性和恶性,恶性又可以进一步分为低度恶性、中度恶性和高度恶性。非恶性的病例,手术切除治愈率极高,低度恶性病例手术切除后大概有 10％的疾病进展率,随着恶性程度的增高,疾病进展率增加;恶性度高的病例,手术切除后,需要辅助分子靶向药物治疗。胃肠间质瘤存在 *KIT* 和 *PDGFRA* 等基因的突变,根据突变位点的不同,采用相应的靶向治疗药物。除 *KIT* 和 *PDGFRA* 基因之外,另有 *SDH*、*NF1* 基因突变,*ALK*、*NTRK*、*FGFR2* 基因易位等,甚至可以有其他罕见基因的突变。此外,手术切除的原发性胃肠间质瘤还可以粗略地根据肿瘤大小、核分裂的阈值、发生部位及是否破裂,分为极低危、低危、中危、高危复发风险组。

(袁 伟 侯英勇)

186. 消化道平滑肌瘤会癌变吗(视频 44)

以往认为平滑肌瘤是最常见的消化道间叶源性肿瘤,当正确认识胃肠间质瘤后,在胃肠道,平滑肌瘤远远少于胃肠间质瘤,但在食管这个部位,平滑肌瘤仍然是较常见的肿瘤。平滑肌瘤属于良性肿瘤,主要发生在食管、胃的贲门,少数发生于结肠和直肠。相应的恶性病例,即平滑肌肉瘤极为罕见。组织病理学上观察到显著异型、肿瘤性坏死、核分裂象增多及浸润性生长等提示为恶性(图 10-12)。

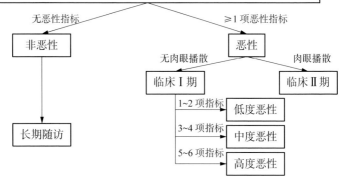

肉眼播散：肝转移；腹膜播散
显微镜下播散指标：淋巴结转移；血管浸润；脂肪浸润；神经浸润；
黏膜浸润
原位形态学恶性指标：核分裂≥10个/50HPF；肌层浸润；肿瘤性坏死；
古钱币结构，显著核异型

无恶性指标　　　　　　　　　　≥1项恶性指标

非恶性　　　　　　　　　　　　恶性

　　　　　　　　无肉眼播散　　　　　　肉眼播散

临床 Ⅰ 期　　　　　　　临床 Ⅱ 期

1~2 项指标　　低度恶性
3~4 项指标　　中度恶性
5~6 项指标　　高度恶性

长期随访

图 10 - 12　胃肠间质瘤良、恶性和分期、分级评估方法
病理科依据 12 项临床和病理指标，建立的胃肠间质瘤良、恶性和分期、分级评估方法。

（任　磊　侯英勇）

187. 什么叫神经内分泌瘤

　　既往认为类癌是一种在胃肠道结构较为单一的上皮性肿瘤，侵袭行为比普通癌低，是一种类似于癌的良性肿瘤。该类肿瘤患者有时会出现面部潮红、腹泻、腹痛、哮喘和右心内膜纤维化等症状和体征，这种现象被称为类癌综合征。后来，提出神经内分泌瘤概念，基本取代了既往类癌的诊断。神经内分泌瘤泛指起源于消化道、肺或罕见原发部位（如肾脏或卵巢）的高分化神经内分泌肿瘤(图 10 - 13、图 10 - 14),以往分为 2 个级别,现在依据核分裂象和 Ki - 67 指数的阈值,划分为 3 个级别,分为G1、G2 和 G3。

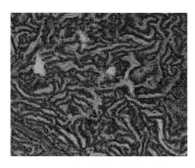
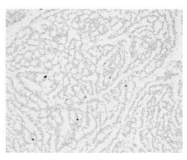

图 10 - 13　直肠神经内分泌瘤(一)
　　细胞较小,大小较一致,呈带状排列。HE 染色,低倍放大。

图 10 - 14　直肠神经内分泌瘤(二)
　　Ki67 指数约 1%。免疫组织化学,低倍放大。

这种肿瘤预后与肿瘤大小、脉管侵犯及是否合并转移密切相关,以直肠神经内分泌瘤为例,一般直径<1 厘米的黏膜下肿瘤,如果没有脉管瘤栓,局部切除完全治愈率高;直径介于 1~2厘米的肿瘤,局部扩大切除后,预后较好;直径>2 cm 的肿瘤,发生深部浸润和转移的概率增高。

(陈伶俐　章琼燕)

188. 什么叫腺瘤低级别上皮内瘤变

腺瘤是起源于结直肠黏膜上皮的肿瘤,属于癌前病变,由背靠背排列紧密的腺体组成,异形腺管状结构占 80% 以上。低级别上皮内瘤变相当于轻度和中度异型增生,镜下腺体拥挤、密集,多数为圆形、椭圆形腺体,细胞呈单层或假复层排列,细胞核呈杆状、拥挤、深染，无明显核仁，核分裂象可增多，无病理性核分裂象（图 10‐15、图 10‐16）。

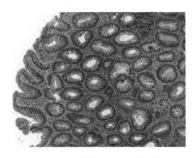

图 10‐15　管状腺瘤低级别病理

肿瘤呈腺样排列，细胞核呈杆状，轻度异型。HE 染色，低倍放大。

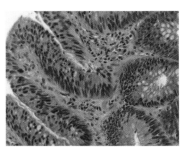

图 10‐16　管状腺瘤低级别病理

高倍放大结果。HE 染色，高倍放大。

（张　欣　尚果果）

189. 高级别上皮内瘤变属于早癌吗（视频 45）

消化道早癌在不同部位的定义不同。早期食管癌指浸润深度达黏膜层（图 10‐17），不伴有淋巴结转移的食管癌；早期胃癌指肿瘤的浸润局限于黏膜或黏膜下层，不考虑淋巴结有无转移；早期结直肠癌指癌变组织局限于黏膜层及黏膜下层，无论有无淋巴结转移。

高级别上皮内瘤变是指上皮结构和细胞学异常扩展到上皮的上半部分，乃至全层，但并未穿透基底膜（图 10‐18）。其相当于重度异型增生和原位癌，属于癌前病变的一种，可继续发展成早期或进展期癌，需高度警惕，及时干预治疗。区别于恶性肿瘤的根治性治疗方法，高级别上皮内瘤变首选内镜治疗（图 10‐

17、图 10 - 18)。

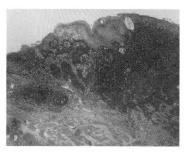

图 10 - 17 早期食管癌

肿瘤细胞分化差,呈巢状排列,浸润黏膜固有层。HE 染色,中倍放大。

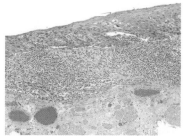

图 10 - 18 食管鳞状上皮高级别上皮内瘤变

表覆的鳞状上皮异型增生,细胞核变大,接近累及上皮全层。HE 染色,中倍放大。

（蒋冬先 姚家美）

190. 冷冻切片报告与快速石蜡切片报告有何区别

冷冻切片也称为快速冷冻切片,是指手术医生将手术切下来的病变组织送到病理科后,以包埋剂为介质,冻于冷冻切片机或专门的冻存仪中,冷冻切片机进行切片,切片后进行染色,不经过常规的固定、脱水、石蜡包埋等过程,由病理医生在显微镜下观察组织形态(图 10 - 19、图 10 - 20)。一般在收到标本的30~60 分钟做出病理诊断报告。其适用范围在于确定病变性质(如肿瘤或非肿瘤,良性肿瘤或恶性肿瘤等),以协助手术医生确定患者的手术切除方式；了解恶性肿瘤的扩散情况，包括肿瘤是否浸润相邻组织、有无区域淋巴结转移等；确定肿瘤部位的手术切缘有无肿瘤组织残留。

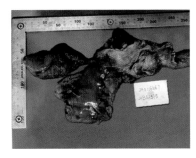
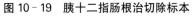

图 10 - 19　胰十二指肠根治切除标本

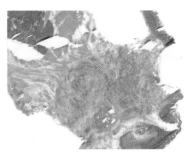

图 10 - 20　壶腹部腺癌病理
冷冻 HE 染色切片，低倍放大。

　　快速石蜡切片区别于术中快速冷冻，组织与常规石蜡切片一样同样需要经过固定、脱水、包埋、切片等步骤，但组织固定和脱水的时间较传统常规石蜡切片大大减少，固定时间在为 30 分钟之内，脱水时间为 30 分钟；后续步骤同传统石蜡切片，但其切片质量不亚于传统石蜡切片，也不影响后续做免疫组化和基因检测。在有条件的情况下，可以上午收到标本，下午出具报告；或下午收到标本，第二天上午出具报告。快速石蜡切片适用于胃肠镜、支气管镜，口腔、鼻、咽、宫颈等咬除活检的小组织，B超、CT 引导下经皮穿刺的肝、肺、体表肿块，以及淋巴结、前列腺或乳腺等组织。组织小，处理流程中的时间可以相对缩短，从而能快速发出病理报告。其意义在于活检小标本能够快速定性（如良性或恶性），减少患者等待病理报告的时间，协助临床在最短的时间内制定最佳治疗方案（如术前放化疗、靶向治疗等）。

（葛晓雯　朱　娜）

第十一章　与消化系统肿瘤有关的检验

血液检查是消化道肿瘤筛查和诊断的重要手段之一。通过检测血液中的肿瘤标志物,如癌胚抗原(CEA)等,可以辅助判断是否存在消化道肿瘤。需要注意的是,肿瘤标志物的升高并不一定意味着患有肿瘤,还需要结合其他检查结果进行综合判断。

在选择检查方法时,医生会根据患者的具体情况和症状表现进行综合考虑,制定个性化的检查方案。同时,患者也应该积极配合医生的建议,接受必要的检查,以便及早发现和治疗消化道肿瘤。

消化道肿瘤的检查方法多种多样,每种方法都有其独特的优势和适用范围。通过综合运用各种检查手段,可以更加准确地诊断消化道肿瘤,为患者制定有效的治疗方案。

(潘柏申)

191. 什么是肿瘤标志物(视频 46)

肿瘤标志物主要是指肿瘤发生和发展过程中,由肿瘤细胞合成分泌或是由机体对肿瘤细胞反应而产生和(或)升高的、可预示肿瘤存在的一类物质,这些物质可存在于血液、体液、细胞或组织中。传统意义上的肿瘤标志物主要是免疫学方法检测的肿瘤胚胎抗原、肿瘤相关抗原、糖类抗原等物质;当某些肿瘤具有合成、释放酶(同工酶)、激素等功能时,这些酶(同工酶)、激素也可作为肿瘤标志物。此外,近年来随着分子诊断技术的发展,肿瘤相关基因已进入临床应用,如循环肿瘤 DNA(ctDNA)、微小 RNA(miRNA)等。

肿瘤标志物的作用主要体现在以下几个方面:

(1) 可用于对高危人群进行肿瘤筛查,特别是具有肿瘤家族史或具有肿瘤高危因素的人群,通过检测肿瘤标志物水平,有助于发现潜在的肿瘤风险。

(2) 作为辅助诊断的工具之一,帮助临床判断患者是否存在肿瘤或何种肿瘤(部分肿瘤标志物具有组织器官相对特异性),为进一步的诊断提供依据。

(3) 用于监测病情的变化,通过观察肿瘤标志物水平的动态变化,可以评估治疗效果或疾病的进展情况,辅助调整治疗方案。

(4) 某些肿瘤标志物还可以用于评估患者的预后情况,为制定个性化的治疗方案提供参考。

需要注意的是,肿瘤标志物不可单独用于疾病的诊断。其水平可能受到多种因素的影响,如年龄、性别、生活习惯、药物使用等,这些因素可能导致肿瘤标志物水平出现波动。因此,在

解读肿瘤标志物检测结果时,应综合考虑患者的临床表现、其他检查结果,以及个体差异等因素,从而作出更为准确的判断。

(杨　静　潘柏申)

192. 消化道肿瘤常用的标志物有哪些（视频 47）

　　消化道常见的肿瘤包括食管癌、胃癌、肝癌、胰腺癌、胆囊癌、胆管癌和结直肠癌等。常用的消化道肿瘤标志物包括：甲胎蛋白（AFP）、癌胚抗原（CEA）、糖类抗原 19 - 9（CA19 - 9）、糖类抗原 72 - 4（CA72 - 4）、糖类抗原 125（CA125）、糖类抗原 15 - 3（CA15 - 3）、糖类抗原 50（CA50）和糖类抗原 242（CA242）等。

　　肝细胞肝癌可检测 AFP、异常凝血酶原（PIVKA - Ⅱ）、甲胎蛋白异质体（AFP - L3）、磷脂酰肌醇蛋白聚糖 3（GCP3）等。CEA 升高常见于结直肠癌、胃癌、胰腺癌。CA19 - 9 升高主要见于胰腺癌和胆管癌，也可见于部分胃癌。CA72 - 4 主要用于胃癌辅助诊断和治疗监测，结直肠癌、胰腺癌中也可有升高。CA125 和 CA15 - 3 虽然是妇科肿瘤的标志物，但在其他消化道肿瘤中也可能略有升高。CA50 和 CA242 作为非特异性的广谱肿瘤标志物，主要用于胰腺癌、结肠癌、直肠癌、胃癌等的辅助诊断和监测。

　　　　　　　　　　　　　　　　　　　（张爱伦　潘柏申）

193. 肿瘤标志物高了就是得了肿瘤吗（视频 48）

　　肿瘤标志物检测结果升高并不等同于罹患肿瘤。我们需要知道检验报告单上的参考区间的来源，它通常是取表观健康人群（通过问卷调查、体格检查、辅助检查等方式筛选）检测数据分布的中间 95% 区间（即 2.5 百分位点～97.5 百分位点）或单侧

95％区间(如仅升高具有临床意义,取 0～95 百分位点);或者通过受试者工作曲线(ROC)分析获得某肿瘤标志物区分表观健康人群、良性疾病患者与恶性肿瘤患者的最佳切点值(cut-off 值)。由于现有的肿瘤标志物并不能完全区分健康人群、良性疾病患者与恶性肿瘤患者,即诊断的灵敏度与特异性不可能均达到100％,因此健康人群、良性疾病患者与恶性肿瘤患者间肿瘤标志物检测结果的数据分布存在交叉,少数健康人群、良性疾病患者指标检测结果也可能高于参考上限或切点值,同样部分肿瘤患者的指标检测结果也可能低于参考上限或切点值。

需要注意的是,无论参考区间还是切点值都来源于群体数据的统计结果,不同个体间肿瘤标志物基础水平可存在较大差异,随访个体肿瘤标志物水平的动态变化更具有临床意义(特别是仅轻度增高)。通常随着肿瘤的进展,肿瘤标志物水平会逐步升高,而其他原因、良性疾病导致的肿瘤标志物水平升高可较长时间保持不变或逐步回降。

此外,肿瘤标志物水平还可能受到年龄、性别、生活习惯、药物使用等多种因素的影响。因此,当发现肿瘤标志物升高时,应

结合临床信息及其他检查结果进行综合判断,或定期随访肿瘤标志物水平变化,以进一步判断。

(崔俊华　王蓓丽)

194. 肿瘤标志物水平与哪些因素有关

(1) 与肿瘤本身相关的影响因素:

1) 肿瘤负荷:产生肿瘤标志物的肿瘤细胞数量、肿瘤质量、肿瘤扩散程度,以及肿瘤分期等。

2）肿瘤细胞合成和释放肿瘤标志物的速度。

3）肿瘤标志物的表达：一些肿瘤不表达目前可被检测的肿瘤标志物，而非分泌型肿瘤虽然表达肿瘤标志物但不释放入体液中。

4）肿瘤血供：如血供较差，则到达循环的肿瘤标志物较少。

5）大量肿瘤细胞崩解可引起肿瘤标志物浓度的增加，使其与肿瘤的大小明显不成比例。

（2）非肿瘤本身的影响因素：包括生理因素、机体代谢状态、良性疾病、样本状态、药物作用、自身抗体等。

1）生理因素：年龄、性别、生活习惯等会对肿瘤标志物浓度产生一定的影响。例如，AFP 在孕妇和新生儿中含量较高，这是因为 AFP 主要由胎儿肝脏合成；50 岁及以上的女性 CA125 水平会低于 50 岁以下的女性，而月经期水平则高于其他生理周期；重度吸烟人群中的 CEA 水平也可能出现小幅度升高。

2）机体代谢状态：当机体出现代谢障碍，如肝、肾功能衰竭，某些肿瘤标志物排泄速度减慢，导致在血液中蓄积，检测结果偏高。

3）不少良性疾病可出现相关肿瘤标志物水平升高，如慢性活动性乙型肝炎患者可出现 AFP 的升高，主要是肝细胞不断地被破坏，部分肝细胞再生时合成了 AFP。

4）样本的采集、保存状态等因素也可能对肿瘤标志物检测结果造成影响。

5）某些药物的使用可对肿瘤标志物检测结果造成一定影响，如秋水仙碱、灵芝孢子粉可能会使 CA72 - 4 水平异常增高；奥沙利铂在治疗转移性结直肠癌时可能会导致 CEA 短暂升高。

6）自身抗体：某些肿瘤标志物的抗体可以和其生成免疫复

合物,使其清除速度降低,导致检测结果偏高。

(潘亚芳 王蓓丽)

195. 哪些人需要检测肿瘤标志物

(1)高危人群:具有肿瘤家族史,具有肿瘤高危因素、癌前病变和出现相关症状的人群可定期检测肿瘤标志物,如慢性乙型肝炎、肝硬化患者可检测肝癌相关标志物,有遗传性结直肠癌家族史的患者、粪便潜血试验阳性的患者可检测结直肠癌相关标志物,慢性萎缩性胃炎、肠化生的患者可检测胃癌相关标志物等。

(2)疑似肿瘤的患者:用于肿瘤辅助诊断,联合临床表现、其他检查结果进行综合判断。

(3)明确诊断肿瘤的患者:在术前或首次疗程开始前检测肿瘤标志物,不仅可作为治疗监测的依据,还能用于评估某些肿瘤的预后。在治疗过程中,随访肿瘤标志物的变化可用以判断治疗是否有效,以及肿瘤是否出现复发、转移。

(吴 悦 潘柏申)

196. 肿瘤患者需要多久复查一次肿瘤标志物
(视频 49)

肿瘤标志物在肿瘤的诊断、治疗监测及预后评估中发挥着重要作用。其浓度的变化与治疗效果密切相关,主要呈现以下 3 种情形:肿瘤标志物浓度降低至参考区间内,往往提示治疗取得积极效果；若浓度虽有下降但仍高于参考上限，则可能暗示肿瘤残留或转移的风险；而当浓度在降至参考区间后重新上升，则强烈提示肿瘤可能复发或发生转移。

随访是肿瘤治疗完成后的重要环节，通过持续监测肿瘤标志物的浓度变化，临床能够把握治疗效果，预判预后走向，并为后续治疗策略的制定提供依据。理想化的监测周期应基于患者治疗前的肿瘤标志物水平和该标志物的半衰期，如 CEA 的半衰期为 3 天，术前 CEA 为 100 毫克/升的患者，如治疗有效，CEA 降低至参考区间内（＜3 毫克/升）的时间约为 20 天，而术前 10 毫克/升的患者则需要 6 天，但实际操作过于烦琐。一般而言，多数专家建议在治疗结束后 4～6 周进行首次测定，随后在 3 年内每 3 个月测定 1 次，3～5 年内每半年测定 1 次，从第 6 年开始则每年测定 1 次。若在随访过程中发现肿瘤标志物浓度出现显著升高，则需要在 1 个月后复测；若连续 2 次复测结果均显示升高，则可能预示着肿瘤的复发或转移。

值得注意的是，每位患者都是独特的个体，因此随访监测计划需要根据患者的具体情况进行灵活调整，综合考虑患者的肿瘤标志物基线水平、治疗前后的变化，以及随访期间的动态变化，制定最适合的个性化医疗建议。

（徐世骥 潘柏中）

197. 不同医院检测的同一个肿瘤标志物水平相差很多是为什么

造成同一肿瘤标志物在不同医院间的检测结果差异大（即

使同一份样本分别在不同医院同时进行检测）的主要原因是检测方法未实现标准化和量值溯源。肿瘤标志物免疫学检测方法难以实现标准化和量值溯源的原因有多方面：一是肿瘤标志物在体内并非结构均一的物质，如具有不同的异质体、亚基，或在血液循环中发生不同的修饰或降解；二是不同体外诊断（IVD）厂商在开发检测抗体时，因专利保护等原因，会针对同一肿瘤标志物不同的抗原表位。因此，在室间质评（临检中心向医疗机构发放相同的样本，考察不同实验室检测结果的准确性）的数据中，我们可以看到不同检测仪器或试剂平台间的结果差异可以高达数倍甚至数十倍，不同 IVD 厂商提供的参考区间也不尽相同。

此外，对检测结果造成差异的因素还有使用样本的类型（如血清和血浆可能存在差异）、样本采集和保存（如溶血可能会干扰检测结果）、检测的时机（治疗后的不同时间点）等。

因此，在需要进行随访监测时，建议尽量选择在同一家医院进行检测，或至少选择使用相同检测仪器或试剂平台的医院，以便进行准确的比较和分析。

（刘晓文　王蓓丽）

198. 针对一种肿瘤为何要同时检测几个肿瘤标志物

单一的肿瘤标志物往往缺乏足够的灵敏度和特异性，因此，为了提高临床应用价值，联合检测肿瘤标志物成为必要的手段。以下是联合检测肿瘤标志物的主要原因：

（1）不同的肿瘤标志物对不同类型的肿瘤可能具有不同的

灵敏度和特异性。通过综合多种肿瘤标志物的检测结果，我们能够更全面地评估肿瘤的存在、类型及恶性程度，从而提高诊断效能。

（2）有些肿瘤标志物在良性疾病和恶性肿瘤中均可能出现升高，但升高的程度可能有所不同。通过联合检测，我们能够更好地鉴别良恶性肿瘤，减少误诊和漏诊的风险。

（3）某些肿瘤标志物可能在肿瘤早期阶段就出现异常，而另一些则可能在肿瘤进展到中晚期时才出现显著变化。联合检测有助于我们更早地监测和评估肿瘤患者的病情变化。

在进行联合检测时，我们需要经过科学分析、严格筛选，并合理选择几项（通常为 3～5 项）灵敏度高、特异性好、成本效益比合适的肿瘤标志物，以确保临床决策的准确和可靠。

（徐佳依　潘柏申）

199. 慢性乙型肝炎患者的甲胎蛋白还能作为肝癌标志物吗

AFP 是胎儿发育早期由肝脏和卵黄囊合成的一种由 591 个氨基酸组成的糖蛋白。新生儿时期 AFP 很高，到 1 岁时降至 10～20 微克/升，在成人血清中 AFP 的含量很低。

当肝细胞发生恶变时，AFP 含量明显升高，是临床上辅助诊断肝细胞肝癌的重要指标，也可见于生殖系胚胎源性肿瘤。对于血清 AFP≥400 微克/升超过 1 个月，或≥200 微克/升持续 2 个月，在排除妊娠、活动性肝病和生殖系胚胎源性肿瘤后，应高度怀疑肝癌，需做影像学检查以进一步明确。而急、慢性肝炎，肝硬化患者血清中 AFP 也可出现不同程度的升高，多为 20～

200 微克/升，一般在 2 个月内随病情的好转而逐渐下降。血清 AFP 升高程度不同可以鉴别诊断原发性肝癌和肝炎、肝硬化。

血清 AFP 联合肝脏超声检查可作为原发性肝癌高危人群的筛查。高危人群以乙型肝炎病毒（HBV）和（或）丙型肝炎病毒（HCV）感染者、长期酗酒者，以及有原发性肝癌家族史者为主，筛查年龄男性≥40 岁、女性≥50 岁开始，宜每隔 6 个月检查 1 次。

（汪　洋　郭　玮）

200. 粪便潜血试验有何作用（视频 50）

黑便、血便是肉眼即可判断的消化道出血的表现，当出血量小无法肉眼观察到时，可以依靠粪便潜血试验来检测粪便中肉眼看不到的红细胞或者血红蛋白。粪便潜血试验分为化学法和免疫法。化学法是指基于血红蛋白中的含铁血红素部分有催化过氧化物分解的作用，能催化试剂中的过氧化氢，分解释放新生态氧，氧化色原物质而呈色。呈色的深浅反映血红蛋白的多少，亦即出血量的大小。免疫法则是利用单克隆或多克隆抗体直接检测人粪便中的血红蛋白，跳过过氧化氢分解释放氧再显色的过程，因此受干扰的因素更少，结果更敏感和精确。

根据粪便潜血试验的原理，该试验检测粪便里面是否含有的血红蛋白，可能是消化道里面的炎症、肿瘤等病理情况的出血产生，也可能是女性月经期混入粪便的月经血污染，也可能是食用动物血、猪肝等情况所致。因此在解读粪便潜血阳性之前，需要注意：①女性做粪便检查最好避开经期，以免血丝混入；②做粪检前一天，饮食应该避免猪肝、鸭血、菠菜等含铁质丰富的食物。排除生理情况后,当出现粪便潜血阳性的结果时,需警惕消化道出血的疾病,比如炎症相关的胃十二指肠溃疡、溃疡性结肠炎、肠结核等,肿瘤相关的食管、胃、十二指肠、小肠、结肠、直肠的肿瘤等,罕见的比如血管畸形等情况也可能出现粪便潜血阳性。

值得注意的是免疫法粪便潜血试验往往提示下消化道结直肠的腺瘤和恶性肿瘤,也被国内外指南推荐为筛查结直肠癌的重要标准,其单次检出结直肠癌的敏感性高达 80%。因此一般推荐 40 岁以上的人群每年进行一次免疫法粪便潜血试验,对于有家族史、合并糖尿病、肥胖、吸烟、炎症性肠病的人群应提早开始行免疫法粪便潜血试验。

排除生理情况后,出现粪便潜血阳性时,可进一步完善粪便常规和胃肠镜检查。前者可以进一步对大便进行分析,是否存在异常的红细胞、白细胞,进一步辅助判断是否存在出血的情况、是否合并炎症;后者可以直观地观察到食管、胃、近段十二指肠以及结直肠等器官是否存在病变,以帮助诊断疾病,并前往指定的科室就诊。

视频50

（张轶群　蔡明琰）

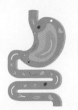

第十二章 特殊病例

201. 何谓特殊的"黏液性肿瘤"（视频 51）

据报道:28 岁的抗癌博主"小何日记"去世,引发网友热议。她来自贵州农村,从小父母外出打工,跟着爷爷奶奶生活,靠自己寒窗苦读和勤工俭学考上理想的学校,毕业后成为一名医学生。不幸的是,2019 年身体不适,发现肚子变大,以为发胖没有在意。2020 年她在某医院被确诊为腹腔黏液性肿瘤,并做了减瘤手术,后复发转移,于 2025 年 2 月 19 日不幸去世。这个小何很不幸……

那么,这个"黏液性肿瘤"是怎么回事呢? 最近,我收治了一位 40 多岁女患者,"右下腹反复疼痛,外院 B 超检查发现右下腹有一个包膜完整的直径 8 厘米左右的肿块"。外院妇产科怀疑为卵巢囊肿,外科又怀疑是阑尾囊肿、肠间隔肿块。过 2 个月后,肿块略增长,没有人敢手术治疗。

经过检查,确诊是阑尾黏液性肿瘤。因为阑尾造影发现阑尾长有 8 厘米左右。一般阑尾长约 4 厘米,直径为 0.5 厘米。所以我决定立即给患者手术。开腹之前对囊肿的性质要认识清楚,开腹进去以后,手不能触摸囊肿,只能轻轻用血管钳把它夹到腹腔外,而且不能让囊肿的液体倒流进肠腔;在阑尾根部先结扎一道,预防黏液流到结肠内,要在距离结扎根部0.5厘米处切除,这样囊肿就可被完整切除(图12-1~图12-3)。切除后,病理报告确诊为阑尾黏液性肿瘤。

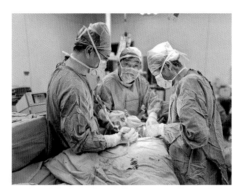

图 12-1 进行手术

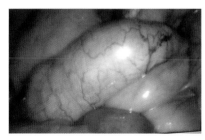

图 12-2 观察病灶

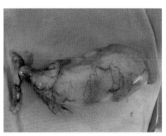

图 12-3 切除肿瘤

腹膜黏液性肿瘤是一种罕见的疾病,来源于腹腔内黏液分泌性细胞异常的增生。常见的病源主要是阑尾,个别来自卵巢的黏液性肿瘤。黏液性肿瘤组织扩散到腹腔内,可以形成胶冻样沉淀。这种肿瘤多见于低度恶性与良性交界,整个腹腔里面都可以存在黏液。肿瘤呈不断增大趋势。肿瘤增大压迫脏器,引起并发症,如肠梗阻,还会引起卵巢供血不足,胆囊和胃的动力受影响,典型患者出现腹胀、腹痛、消化不良、体重下降。CT和 B 超检查可见腹腔内有多囊性占位黏液样腹水,确诊需穿刺,做病理检查,以区分良性还是恶性。腹膜黏液性肿瘤大部分属良性,但是反复发作会造成患者脏器的损害。如果手术治疗得彻底也是可以治愈的。

我们现在也可以联合腹腔镜热疗、化疗,或腹腔内热灌注方法来杀净残留的黏液性细胞,部分患者需要多次手术清除。当然,这个过程比较长,患者也比较痛苦。所以认识黏液性肿瘤,尽早进行局部原发病灶切除,可大大减少患者并发症和死亡率。

(姚礼庆　陆品相)

202. 新辅助治疗直肠癌成功保肛(视频 52)

随着生活水平的提高,结直肠癌的发病率在不断增多,当结直肠癌发展到中晚期,特别是老年肿瘤患者,不能手术切除时,现在可以采用新辅助治疗,就是先做化疗或者放疗让肿瘤缩小,经过一段时间治疗,让肿瘤缩小以后再进行手术治疗。

这种新辅助化疗或者放疗的方法更适用于直肠肿瘤。最近我们接诊了一个 36 岁的女性患者,肠镜检查发现直肠癌约 4 厘米×5 厘米大小(图 12 - 4)。当时外院有医生跟她讲,要做全直肠切除、肛门改道,肿瘤切除以后,肛门放到肚脐上。这位患者说:"我坚决不做,如果我这样做,我这辈子就不能做人了。如果说医生给我开刀,我发现我的肛门放在肚子上,我就跳楼自杀。"

在这种情况下,我们为其选择了新辅助化疗。经过 2 个疗程的化疗后,肿瘤缩小了。我们再从肠镜通过黏膜下注水行

ESD 手术，将肿块全部切除（图 12－5～图 12－8），这样在新辅助化疗之后，再通过内镜切除病灶，可达到较好的效果，后续可以配合一些口服的化疗药物治疗。

　　这位患者出院至今已经 2 年了，康复得很好，复查肠镜（图 12－9）。当然我们还要对患者进一步的随访，观察疗效。关键是这位患者保住了肛门，腹部也没有任何伤口，患者非常满意。总之，通过新辅助治疗直肠癌，患者的肛门被成功保住了。

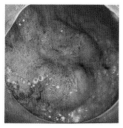 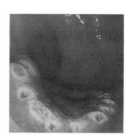 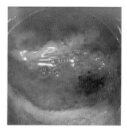

图 12－4　直肠癌　　　图 12－5　化疗后标记　　　图 12－6　ESD 手术

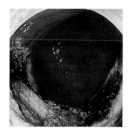 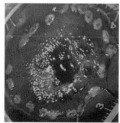 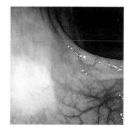

图 12－7　术后创面　　　图 12－8　切除标本　　　图 12－9　术后 2 年创面

视频52

（姚礼庆　　钟芸诗）

203. 低位直肠癌手术也可以不做人工肛门
（视频 53）

　　结直肠癌患者中有 20%～30% 会发生结肠梗阻，进而引起肠段的扩张、坏死或肠穿孔。对结肠梗阻先放置支架，排空大便，等肠腔水肿消退，经过充分的术前准备，手术可以一次完成，不需要做人工肛门，手术成功率可以达到 98% 以上，消除了患者做人工肛门带来的生活不便和痛苦。

　　距肛门少于 5 厘米的低位直肠癌，可以先做放化疗，等肿瘤变小以后再切除肿瘤，可以提高手术的成功率，且不用做人工肛门。

　　例如，患者李先生，70 岁，6 个月前因出现大便次数增多、形状改变，大便不易解出。在当地医院检查，肛指已经摸到直肠内有肿块。经电子肠镜发现距肛门 5 厘米处有半圈环状的肿块，大小为 3.5 厘米×4 厘米；经病理检查证实为直肠腺癌。

　　当地医院与患者沟通要做直肠癌根治术，但无法保住肛门。患者来到复旦大学附属中山医院内镜中心门诊，我们建议他先做术前新辅助放化疗，等肿瘤缩小后再进行手术，有望保住肛门。该患者经术前新辅助化疗，肿瘤明显缩小。之后我们花了 2 个多小时就顺利切除了李先生的直肠肿瘤。手术方法是通过腹腔镜辅助切除直肠肿瘤，手术顺利，只留下了腹壁上几个 1 厘米长的小伤口，患者术后恢复良好，保住了肛门。

视频 53

　　　　　　　　　　　　　　（姚礼庆　张　杰）

204. 为什么大肠癌梗阻术前要先放置支架
(视频 54)

肠梗阻,就是患者的某一段肠腔发生梗阻,大便不能顺利通过,继而出现腹痛、腹胀、恶心、呕吐,停止排便、排气等情况。引起肠梗阻的原因很多,在临床中最常见的有肿瘤,也有粪块。近年来我国结肠癌的发病率逐渐增高,很多人发现时已经失去了手术的机会,肠梗阻的发生率也越来越高。结肠支架治疗主要用于缓解消化道肿瘤引起的肠梗阻,无需直接手术开刀,只需要肠镜操作,在肠镜下放置肠道支架,就可以缓解肠梗阻症状。等肠梗阻缓解后再进行相关手术治疗。

例如,患者孙先生,92 岁,住养老院,腹胀、腹痛 2 天,停止排便、排气,腹痛、腹胀难忍,伴有昏睡症状。到某大医院进行检查,患者被确诊为大肠癌晚期,被告之没有什么好的方法治疗了。

该患者来复旦大学附属中山医院内镜中心门诊,经 X 线检查,发现乙状结肠有 3.5 厘米×4 厘米的占位,结肠上端肠腔明显扩张,还有少量的腹水。患者全身情况特别差,没有手术指征,对患者进行了补液、放置胃管等治疗,其家属有了让患者放弃治疗的想法。

我们认为对该患者治疗的关键是解除肠梗阻,保持大便通畅,只要通过内镜介入手术放置结肠支架,就能解除梗阻的痛苦。经过充分的术前准备,我们顺利地通过结肠镜放置了金属支架,结肠狭窄端通过结肠支架进行了扩张。术后患者腹痛、腹胀症状立即消失,大量的粪便排出,通便通道开通。2 天后,患者能进食也能排便,恢复了往常的生活。经过 1 年的多种方式治疗,现患者仍健在。今年年初患者在复诊时还送来了锦旗:"医术精湛除顽疾,医德高尚暖人心。"

(姚礼庆　张　杰)